G. Huber
Diabetes und Bewegung

Die Reihe NEUE AKTIVE WEGE befasst sich mit evidenzbasierten bewegungsbezogenen Interventionen zur Gesundheitsförderung.
Sie liefert Grundlagen für die Planung, Realisation und Evaluation von erfolgreichen Interventionskonzepten in Gesundheitssport und Bewegungstherapie.
Herausgegeben wird die Reihe von
Prof. Dr. Klaus Pfeifer (Erlangen),
Prof. Dr. Gerhard Huber (Heidelberg) und
Prof. Dr. Klaus Schüle (Köln).

G. Huber

Diabetes und Bewegung

Grundlagen und Module zur Planung von Kursen

Mit 116 Abbildungen, 24 Tabellen und 36 Modulen

Unter Mitarbeit von Angelika Baldus
Mit Beiträgen von Freerk T. Baumann und Klaus Schüle

Die beiliegende CD-ROM enthält
◢ Visualisierung des Ernährungs- und Bewegungsverhaltens mit Kalorien-,
   Fett- und Zuckerrechner
◢ Informationen zu Diabetes und körperlicher Arbeit, Lehrmaterialien für Kursleiter
◢ Bewegungstagebuch, Ernährungs-und Bewegungspyramide
◢ Alle Abbildungen des Buches

Deutscher Ärzte-Verlag Köln

Prof. Dr. phil. Gerhard Huber
Institut für Sport und
Sportwissenschaft
Im Neuenheimer Feld 700
69120 Heidelberg

Angelika Baldus
Deutscher Verband für
Gesundheitssport und
Sporttherapie (DVGS)
Vogelsanger Weg 48
50354 Hürth

ISBN 978-3-7691-0605-3

aerzteverlag.de

Bibliografische Information der Deutschen Nationalbibliothek
Die Deutsche Nationalbibliothek verzeichnet diese Publikation
in der Deutschen Nationalbibliografie; detaillierte bibliografische Daten sind im Internet über http://dnb.d-nb.de abrufbar.
Die Wiedergabe von Gebrauchsnamen, Handelsnamen, Waren-
bezeichnungen usw. in diesem Werk berechtigt auch ohne
besondere Kennzeichnung nicht zu der Annahme, dass solche
Namen im Sinne der Warenzeichen- oder Markenschutz-
Gesetzgebung als frei zu betrachten wären und daher von
jedermann benutzt werden dürfen.

Wichtiger Hinweis:
Die Medizin und das Gesundheitswesen unterliegen einem
fortwährenden Entwicklungsprozess, sodass alle Angaben
immer nur dem Wissensstand zum Zeitpunkt der Drucklegung
entsprechen können.
Die angegebenen Empfehlungen wurden von Verfassern und
Verlag mit größtmöglicher Sorgfalt erarbeitet und geprüft.
Trotz sorgfältiger Manuskripterstellung und Korrektur des
Satzes können Fehler nicht ausgeschlossen werden.
Der Benutzer ist aufgefordert, zur Auswahl sowie Dosierung
von Medikamenten die Beipackzettel und Fachinformationen
der Hersteller zur Kontrolle heranzuziehen und im Zweifelsfall
einen Spezialisten zu konsultieren.

**Der Benutzer selbst bleibt verantwortlich für jede diagnosti-
sche und therapeutische Applikation, Medikation und Dosierung.**
Verfasser und Verlag übernehmen infolgedessen keine
Verantwortung und keine daraus folgende oder sonstige
Haftung für Schäden, die auf irgendeine Art aus der Benutzung
der in dem Werk enthaltenen Informationen oder Teilen davon
entstehen.

Copyright © 2010 by
Deutscher Ärzte-Verlag GmbH
Dieselstraße 2, 50859 Köln

Umschlagkonzeption: Hans Peter Willberg und Ursula Steinhoff
Titelgrafik: Bettina Kulbe
Fotos: Martin Kunze
Produktmanagement: Marie-Luise Bertram
Desk Editing: Silke Laudenberg
Manuskriptbearbeitung: Gabriele Preetz-Kirchhoff
Satz: Plaumann, 47807 Krefeld
Druck/Bindung: Bercker, 47623 Kevelaer

5 4 3 2 1 0 / 614

Inhaltsverzeichnis

1 Einleitung

G. Huber

Diabetes ist ein furchtbares Leiden, nicht sehr häufig beim Menschen, ein Schmelzen des Fleisches und der Glieder zu Harn ... Das Leben ist kurz, unangenehm und schmerzvoll, der Durst unstillbar, ... und der Tod unausweichlich."
Aretaios von Kappadozien, griechischer Arzt,
1. Jahrhundert nach Christus

Krankheitsbilder, die durch einen erhöhten Blutzuckerspiegel gekennzeichnet sind, gibt es wohl schon so lange, wie es Menschen gibt. Dieser vermehrte Zucker im Blut lässt aus dem Urin einen „honigsüßen Durchfluss", eben den Diabetes mellitus werden. Diabetes mellitus gab es also schon immer, aber unsere moderne Lebensweise hat dazu beigetragen, dass die Zahl der betroffenen Menschen dramatisch ansteigt.

Diabetische Erkrankungen und insbesondere der sogenannte Diabetes Typ 1, bei dem die betroffenen Menschen auf die Zuführung des Hormons Insulin angewiesen sind, waren schon immer Begleiter der Menschheit. Auch ist der Tod für alle Menschen, und nicht nur für Diabetiker, trotz ungeheurer Fortschritte auf lange Sicht immer noch unausweichlich. Trotzdem hat sich vieles geändert in den letzten nahezu 2000 Jahren, seit Aretaios zwar nicht die erste, aber wohl die klarste Beschreibung des Diabetes lieferte. Diese Veränderungen betreffen das Wissen um die Ursachen der Erkrankung, die Entwicklung und den Einsatz von zahlreichen therapeutischen Möglichkeiten. Eine entscheidende Rolle spielt dabei die Entdeckung und künstliche Herstellung des Insulins, welches eine Schlüsselfunktion in der Diabetesbehandlung einnimmt. Unter anderem deshalb stimmt auch die Aussage nicht mehr, dass sich durch Diabetes die Lebensdauer für die betroffenen Menschen bedeutsam verkürzt. Aus heutiger Sicht stimmt vor allem nicht, dass diese Erkrankung nicht sehr häufig vorkommt. Alle verfügbaren Daten zeigen eine hohe Zahl von erkrankten Menschen und das stetige Ansteigen dieser Zahl; zu diesem Wachstum tragen insbesondere die Menschen mit Diabetes Typ 2 bei. Gerade der gewandelte Lebensstil ist dafür in erheblichem Maße verantwortlich. Prägende Elemente dieses Lebensstils sind das Ess- und das Bewegungsverhalten. All unser neues Wissen erweist sich als nutzlos, wenn wir die steigende Zahl der Diabeteskranken betrachten.

Fast alle Interventionen zur Veränderung des Lebensstils konzentrieren sich auf das Thema Ernährung. Obwohl seit vielen Jahrzehnten bekannt ist, dass die Diabeteserkrankung nur durch das Zusammenspiel von Ernährung, Bewegung und Insulin zu „managen" ist, stehen die Bewegung und die daraus erwachsenden therapeutischen und präventiven Potenziale oft am Rande und werden viel zu wenig genutzt. Ein aktuelles Schulungsprogramm für Diabetiker integriert zum Beispiel während einer „ganztägigen einwöchigen strukturierten Schulung" sage und schreibe 45 min „Sport in Theorie und Praxis" [Pfohl 2006, S. 33]. Dass dieses Angebot direkt im Anschluss an das Mittagessen stattfindet, spricht ebenfalls für sich!

Bei einem bekannten Internetbuchhändler finden sich unter dem Stichwort Diabetes unter den zehn meistverkauften Büchern zehn Veröffentlichungen, die sich ausschließlich um die Ernährung kümmern („Köstlich essen bei Diabetes", „Die Diabetes Ampel", „Optimale Blutzuckereinstellung mit neuer Spezialkost" …).

Dieses eklatante Missverhältnis von vorliegenden wissenschaftlichen Belegen (Evidenz) und tatsächlicher Nutzung der Potenziale von Bewegung und Sport gab den entscheidenden Anstoß für dieses Buch. Es scheint dringend notwendig, neue und aktive Wege zu finden und zu beschreiten, um das Problem Diabetes besser zu beherrschen.

Die bereits vorhandene Erkenntnis über die Notwendigkeit von edukativen Maßnahmen in Form von Diabetikerschulungen sowie die Anerkennung von lebensstilorientierten Interventionen bilden dazu eine wichtige Grundlage. Für die Entwicklung eines stärker bewegungsorientierten Konzeptes ist es aus Sicht der Bewegungswissenschaften wichtig, die dafür notwendigen und teilweise sehr weit auseinander liegenden Wissensbestände zusammenzuführen. Danach sollen sie so aufbereitet werden, dass sie im Rahmen einer umfassenden Diabetesbehandlung effektiv genutzt werden können.

Die in diesem Buch praktizierte Vorgehensweise ist daher in einem positiven Sinne eklektisch. Es verbindet aus der bewegungswissenschaftlichen Perspektive die vorliegenden wissenschaftlichen und konzeptionellen Erkenntnisse der Medizin und der Psychologie mit den bisher häufig stark vernachlässigten Aspekten der menschlichen Bewegung.

Die bis jetzt sehr bescheidenen Erfolge bei der Beherrschung der Diabetessymptome machen deutlich, dass wir die Zusammenarbeit verschiedener Disziplinen und Professionen benötigen, um zukünftig nicht nur effektiver, sondern auch effizienter zu agieren.

Ein kurzer Hinweis zum Gebrauch des Buches. Es ist nicht zwingend notwendig, die einzelnen Kapitel wie beim Lesen eines Romans nacheinander abzuarbeiten. Sie können auch jederzeit ein einzelnes, Sie besonders interessierendes Kapitel herausgreifen. Allerdings versäumen Sie dann den dramaturgischen Aufbau des Buches.

◢ Zunächst geht des darum, die vorliegenden Zahlen zur Verbreitung der diabetischen Erkrankungen zu analysieren. Diese epidemiologischen Zahlen liefern Belege für das beträchtliche Ausmaß des Problems und dessen Veränderung über die Zeit.

◢ Dadurch erhält man auch sehr viele Hinweise über mögliche Ursachen, die im individuellen Lebensstil der betroffenen Menschen liegen. Diese werden im vierten Kapitel erläutert.

◢ Die Vorstellung des eigentlichen Programms erfolgt auf der Grundlage des wissenschaftlich gesicherten Kenntnisstandes. Diese Analyse des Forschungsstandes zeigt nicht nur Effekte von bewegungsbezogenen Interventionen, sondern ist auch ein Beleg dafür, dass ohne Integration von Bewegung in die Behandlungsstrategien langfristig eher das Scheitern die Regel ist, als dass Erfolge vermeldet werden können.

◢ In den Kapiteln 7–10 wird das darauf aufbauende modulare Bewegungsprogramm vorgestellt.

Mit dem vorliegenden Buch sollen einseitige und nur kurzfristig wirksame Konzepte durch ein umfassendes, interdisziplinäres und bewegungsorientiertes Programm abgelöst werden. Nur durch eine nachhaltige Umstellung des Lebensstils ist ein langfristiges Management des Diabetes möglich.

Dabei gehen wir von folgenden Prämissen aus, die im weiteren Verlauf des Buches belegt und begründet werden.

◢ Das Problem Diabetes wird sich noch ausweiten. Ein wichtiger Auslöser dafür ist der zunehmende Bewegungsmangel.

◢ Diabetes wird damit auch zu einem Symptom des modernen Lebensstils.

◢ Ohne ausreichende körperliche Aktivität zur Beseitigung dieses Bewegungsmangels wird die Zahl der betroffenen Menschen weiterhin ansteigen. Medikamente lösen dieses Problem nicht.

◢ Ohne ausreichende körperliche Aktivität zur Beseitigung dieses Bewegungsmangels ist ein Management der Diabeteserkrankung nicht möglich.

◢ Sportliche Aktivitäten stellen dabei die wirksamste und wichtigste Form von körperlicher Aktivität dar. Sportliche Aktivitäten können Menschen so gut motivieren, dass sie ausreichend lange und häufig genug körperlich aktiv sind.

◢ Lebensstilveränderungen müssen immer von der Person selbst ausgehen. Im Gegensatz zu vielen Interventionen im Medizinbereich ist das Management der Erkrankung weniger von externen Interventionen abhängig, sondern nur vom selbst gesteuerten Handeln und Verhalten der betroffenen Person. Nur die Vermittlung von geeigneten Fähigkeiten, Fertigkeiten und Einstellungen kann das Problem nachhaltig verändern. Dies kann deshalb nur über das Erleben, das Erfahren, das Lernen und Befähigen funktionieren.

Weiterhin wird dem Charakter der modular aufgebauten und untereinander kombinierbaren Bewegungsbausteine Rechnung getragen. Dadurch wendet sich dieses Buch an alle, die mit dem Thema Prävention und Rehabilitation des Diabetes beschäftigt sind und hier vorzugsweise an diejenigen, die entsprechende Programme entwickeln und anbieten.

Über die individuelle Perspektive hinaus hat sich die Diabetesepidemie zu einem gesamtgesellschaftlichen Problem entwickelt. Der im Jahr 2006 veröffentlichte globale **Diabetesatlas** macht das Ausmaß der Epidemie deutlich. Bereits 2006 sind nahezu 250 Millionen Menschen weltweit betroffen.

Dies entspricht 6% der Bevölkerung. Bis 2025 wird dieser Anteil auf 7,3% steigen, womit dann 380 Millionen Diabetiker den Globus bevölkern werden.

Mehr körperliche Aktivität, mehr Bewegung kann dabei helfen, dass diese Vorhersage nicht eintrifft. Dies ist aber nur zu verwirklichen, wenn wir die psychischen, die sozialen und die gesellschaftlichen Bezüge der betroffenen Menschen ausreichend berücksichtigen. Deshalb folgt dieses Buch einem **biopsychosozialen Ansatz**, der die notwendige physiologische Perspektive mit der sozialwissenschaftlichen Perspektive verbindet.

Das Buch ist auch kein reines Praxisbuch im Sinne einer Trainingsanleitung („1001 Übungen für den Diabetiker"), davon gibt es schon (zu) viele. Die modular aufgebauten Praxisteile und Beispiele sollen zeigen, wie die wissenschaftlich begründeten Überlegungen in die konkrete Anwendung transferiert werden können. Theoriegeleitete Praxis beschreibt wohl am besten die Vorgehensweise. Die einzelnen Erkenntnisse dieses Buches sind überhaupt nicht neu. Im Gegenteil, das Leitmotiv war bereits Hippokrates (460–370 v. Chr.) bekannt: „Wenn wir jedem Individuum das richtige Maß an Nahrung und Bewegung zukommen lassen könnten, hätten wir den sichersten Weg zur Gesundheit gefunden." Dies gilt auch in besonderer Weise für das Krankheitsbild des Diabetes.

Die Weltgesundheitsorganisation (WHO) nennt als Ziele ihres Diabetesprogramms, diese Erkrankung, wenn immer es möglich ist zu verhüten, und dort, wo es nicht möglich ist, die Spätfolgen zu minimieren und eine möglichst hohe Lebensqualität zu vermitteln (www.who.org).

Auch vor dem Hintergrund der veränderten Finanzströme zwischen den Krankenkassen, dem sogenannten Morbiditäts-Risikostrukturausgleich (RSA), gewinnt eine möglichst effektive und effiziente Betreuung der Diabetiker an Bedeutung. Vielleicht trägt diese veränderte monetäre Anreizstruktur dazu bei, die Rolle der Bewegung in der Diabetesbehandlung zu stärken. Das Ziel besteht nämlich darin, möglichst „gesunde" chronisch kranke Diabetiker im Versichertenbestand zu haben. Das will auch dieses Bewegungsprogramm.

2 Diagnose der Erkrankung: Normen und Definitionen des Diabetes

G. Huber

> *Die Erforschung der Krankheiten hat*
> *so große Fortschritte gemacht,*
> *dass es immer schwerer wird, einen Menschen*
> *zu finden, der völlig gesund ist.*
> Aldous Huxley

Mit dem Krankheitsbild des Diabetes beschreibt man eine chronische Erkrankung, die entweder durch einen absoluten Insulinmangel gekennzeichnet ist oder durch die zu geringe Wirksamkeit des vorhandenen Insulins. Insulin sorgt dafür, dass Blutglukose ihren Verwendungszweck als Energielieferant erfüllt. Insulinmangel führt deshalb zunächst zu einem erhöhten Glukosespiegel. Dieser Glukosespiegel ist relativ einfach messbar, und Diabetes ist darum eine der wenigen Erkrankungen, die sich eindeutig über standardisierte Messwerte erfassen lassen. Dies geschieht leider oft zu spät, da der erhöhte Blutzuckerspiegel keine subjektiven Symptome oder gar Schmerzen verursacht. Mittel- und langfristig führt der erhöhte Blutzuckerspiegel aber zur Zerstörung von Blutgefäßen und Nerven und der durch diese versorgten Organe. Dieser durch Insulinmangel erhöhte Blutzuckerspiegel bildet das gemeinsame Merkmal der diabetischen Erkrankungen, die sich in ihren Entstehungsmechanismen erheblich unterscheiden. Dabei differenziert man zwischen folgenden Formen:

◢ **Diabetes Typ 1** (insulinabhängiger Diabetes)
  Die Bauchspeicheldrüse ist hier nicht in der Lage, Insulin zu produzieren. Diese Erkrankung manifestiert sich in der Regel bereits in der Kindheit; der Betroffene ist auf zugeführtes Insulin angewiesen.

◢ **Diabetes Typ 2** (nicht insulinabhängiger Diabetes)
  Hier ist das produzierte Insulin zu wenig oder gar nicht wirksam, um die Glukose in die Zellen zu transportieren. Etwa 90% aller betroffenen Diabetiker sind diesem Typ zuzuordnen. Die Krankheit tritt in der Regel erst im höheren Lebensalter als Ergebnis von aufsummierten ungünstigen Lebensstilfaktoren auf.

◢ **Gestationsdiabetes**
  Nach Schätzung tritt in Deutschland bei etwa 0,3–1,5% der Schwangerschaften ein Schwangerschaftsdiabetes in Form einer Glukosetoleranzstörung auf. Diese bildet sich einige Wochen nach der Schwangerschaft zurück, erhöht aber das Risiko für eine spätere dauerhafte Diabeteserkrankung.

◢ **Spezifische krankheitsbedingte Formen der Diabeteserkrankung**
  In seltenen Fällen kommt es nach Erkrankungen der Pankreas, durch Infektionen oder als Nebenwirkung einer Medikation zu diabetischen Erkrankungen.

Eine erste jetzt erkannte Diabetesform: LADA

Obwohl die diabetischen Erkrankungen seit mehr als 2000 Jahren bekannt sind, wurde erst jetzt eine neue Form des Diabetes erkannt, die eine Spätform des Diabetes vom Typ 1 darstellt. Diese Erkrankung wird LADA genannt. Diese Abkürzung steht für **Latent Autoimmune Diabetes (with onset) in Adults**. Dabei handelt es sich um eine wahrscheinlich autoimmun vermittelte Störung der In-

sulinsekretion und Störung der Insulin-
wirksamkeit. Die Erkrankung manifestiert sich häufig zwischen dem 25. und
35. Lebensjahr. Die Patienten sind in der
Regel auf Insulin angewiesen, um normale Blutzuckerwerte zu erreichen. Man
geht davon aus, dass bis zu 10% der betroffenen Erwachsenen an dieser Diabetesform leiden.

Die epidemiologisch wichtigste Form des
Diabetes Typ 2 oder **Altersdiabetes** ist
durch Störungen des Blutzuckerstoffwech-
sels weit im Vorfeld der eigentlichen Erkrankung gekennzeichnet. Diese öffnen ein
wichtiges präventives Fenster:

◢ Menschen mit einem hohen Risikopo-
tenzial können dadurch frühzeitig identi-
fiziert werden.
◢ Durch eine Neuausrichtung des Lebensstils lässt sich die Manifestation der Erkrankung ohne medizinische Intervention verhindern.

Ein Altersdiabetes kündigt sich an durch die
sogenannte eingeschränkte Glukosetoleranz
(**Impaired glucose tolerance**, IGT, oder **Impaired fasting glycaemia**, IFG) und bezeichnet Vorstufen des Diabetes. Die Blutglukose-
werte sind oberhalb der Normwerte, aber un-
terhalb der eigentlichen Diabeteswerte.
Betroffene Menschen werden mit hoher
Wahrscheinlichkeit einen Diabetes oder eine
kardiovaskuläre Erkrankung erleiden.

2.1 Diagnostische Werte der diabetischen Erkrankungen

Diabetes zeigt zunächst keine dramatischen
Symptome. Er kündigt sich eher langfristig
über eher unspezifische Kennzeichen an.
Dazu gehören übermäßiger Durst und Harn-
fluss oder Wundheilungsstörungen. Weitaus
valider ist dagegen die Messung des Blutzu-

ckerspiegels. Dieser beträgt normalerweise
nüchtern 60–110 mg/dl.

> Als **Kriterien zur Diagnose eines Diabe-
> tes** gelten:
> ◢ Nüchternglukose von mehr als
>   126 mg/dl (Plasma venös)
> ◢ Nüchternglukose von mehr als
>   110 mg/dl (Vollblut kapillär)

Zur genaueren Diagnostik kann ein oraler
Glukosetoleranztest durchgeführt werden.
Liegen hier die Werte nach zwei Stunden
über 200 mg/dl, spricht dies für einen Diabetes.

> Der für die Prävention bedeutsame **Wert
> der eingeschränkten Glukosetoleranz**
> liegt bei:
> ◢ Nüchternglukose zwischen
>   100–125 mg/dl (Plasma venös)
> ◢ Nüchternglukose zwischen
>   90–109 mg/dl (Vollblut kapillär)

Der Verdacht auf eine Glukosetoleranzstörung ist begründet bei Werten zwischen
140–199 mm/dl nach einem oralen Blutglu-
kosetoleranztest.

2.2 Langzeitgedächtnis des Blutzuckers: HbA_{1c}

Der Blutzuckerspiegel verändert sich rasch
und ist sehr variabel. Deshalb versucht man,
zur Messung möglichst konstante Bedingungen herzustellen. Trotzdem bleiben diese
Messungen immer nur limitierte Moment-
aufnahmen. Zur Verlaufskontrolle des bereits diagnostizierten Diabetes wird daher
ein anderer Wert benutzt, der wie mit einem
Langzeitgedächtnis, die übermäßige Zuckerlast im Blut abspeichert, der sogenannte
HbA_{1c}-Wert.

HbA$_{1c}$-Wert

Der Farbstoff Hämoglobin, der in den Erythrozyten für die rote Farbe des Blutes verantwortlich ist, sorgt u.a. für den Transport des Sauerstoffs. Ein kleiner Teil des Hämoglobins verbindet sich auch mit dem Blutzucker und zwar dann, wenn es über einen längeren Zeitraum zu einem überhöhten Blutzuckerspiegel kommt. Da sogenannte Blutzuckerspitzen nach dem Essen völlig normal sind, kommt diese Verbindung mit dem HbA$_{1c}$, einem Teil des Hämoglobins, nur zustande, wenn dies mehr als eine Stunde andauert. Je länger die übermäßige Zuckerlast andauert, desto mehr HbA$_{1c}$ bildet sich im Blut. Die Lebenszeit eines Erythrozyten beträgt etwa 3–4 Monate. Für diesen Zeitraum ist der HbA$_{1c}$-Wert von hoher Aussagekraft für das Risiko von langfristigen Folgeschäden. Der Wert ist nämlich ein sehr valider Indikator dafür, dass andere lebensnotwendige Proteine im Körper des Diabetikers genauso unter der Zuckerlast leiden und langsam, aber sicher ihre Funktion einstellen. Man weiß aus Studien, dass bei einem HbA$_{1c}$-Wert von über 7% die Gefahr für diabetische Spätschäden drastisch ansteigt.

Der Wert kann durch eine einfache Blutabnahme diagnostiziert werden. Insulinpflichtige Diabetiker sollten diesen Wert mindestens alle drei Monate überprüfen lassen.

Der HbA$_{1c}$-Wert ist auch der geeignete Indikator um zu beurteilen, ob ein Diabetiker medikamentös optimal eingestellt ist oder ob Veränderungen des Lebensstils erfolgreich sind.

2.3 Unterteilung der unterschiedlichen Formen der körperlichen Aktivität

Leider lassen sich die **verschiedenen Formen der körperlichen Aktivität** nicht so naturwissenschaftlich exakt differenzieren und klassifizieren wie die diabetischen Erkrankungen. Wir orientieren uns im weiteren Verlauf an den bewährten von Caspersen, Powell & Christenson [1985] vorgeschlagenen Definitionen.

◢ **Körperliche Aktivität** ist jede durch die Skelettmuskulatur bedingte körperliche Bewegung, die Energieverbrauch verursacht [Caspersen, Powell & Christenson, 1985]. Sie integriert körperliches Training und Alltagsbewegungen.

◢ **Körperliches Training** ist eine wiederholte, geplante und strukturierte körperliche Aktivität, deren Ziel darin besteht, die Kraft, die Ausdauer und die Koordination zu verbessern. Dieses kann sowohl auf die Verbesserung der Gesundheit als auch auf die Verbesserung der individuellen Leistungsfähigkeit abzielen.

◢ **Alltagsbewegungen** sind körperliche Aktivitäten, die im Rahmen der Bewältigung des täglichen Lebens durchgeführt werden. Diese werden im Zuge der fortschreitenden Motorisierung immer seltener und sollten deshalb verstärkt in den Blickpunkt von Optimierungen des individuellen Bewegungsumfanges rücken.

Durch körperliche Aktivität kommt es zum Verbrauch von Energie, dieser lässt sich genauso wie die aufgenommene Nahrung in Kilojoules oder Kilokalorien bemessen. Der Energieverbrauch ist davon abhängig, wie viel Muskelmasse beteiligt ist und wie lang, wie intensiv und wie häufig die Muskelkontraktionen durchgeführt werden [Montoye et al. 1996]. Es hat Vorteile, wenn man zur Bilanzierung der Nahrungsaufnahme und des Nahrungsverbrauchs die gleichen „Währungen" benutzt, da dadurch Vergleiche möglich sind. Allerdings hat sich mittlerweile eine andere Berechnungsart der durch körperliche Aktivität verbrauchten Energie etabliert: die sogenannten metabolischen Einheiten oder METS.

MET: Die metabolische Einheit

Aus verschiedenen Gründen hat es sich bewährt, für die Einschätzung des Energieverbrauchs nicht die verbrauchten Kalorien, sondern die metabolischen Einheiten (METS) zu berechnen. Damit bezeichnet man keine standardisierte Maßzahl, sondern den individuellen Grundumsatz einer Person, wobei Alter, Größe, Geschlecht und Körperzusammensetzung als gegeben angenommen werden. In METS wird angegeben, um das Wievielfache sich der Grundumsatz bei einer körperlichen Aktivität erhöht. Grundlage bildet deshalb die Annahme: **Grundumsatz = ein MET = 1 kcal pro kg Körpergewicht/Stunde.**

Auf dieser Basis ergeben sich folgende **METS für verschiedene körperliche Aktivitäten:**

- ◢ Sitzen = 1,1
- ◢ Stehen = 2
- ◢ Treppensteigen = 3–4
- ◢ Gehen (5 km/h) = 4
- ◢ Radfahren (18 km/h) = 6
- ◢ Skilanglauf (9 km/h) = 9
- ◢ Jogging (15 km/h) = 12
- ◢ einen Baum mit der Axt fällen = 17

Eine vollständige Übersicht über alle Formen von körperlicher Aktivität und Sport findet sich bei Ainsworth et al. [2000]. Auf dieser Grundlage hat sich die folgende Einteilung bewährt:

- ◢ **leichte körperliche Aktivität** von 1,1 bis zu 2,9 MET
- ◢ **mittlere körperliche Aktivität** von 3,0 bis zu 5,9 MET
- ◢ **schwere körperliche Aktivität** ab 6,0 MET und darüber.

Der Umrechnungskurs ergibt sich aus der Basisformel: 1 MET = 1 kcal pro kg Körpergewicht/Stunde. Analog wird bei einer Aktivität wie Walking mit 5 km/h (5 METS) die fünffache Energie verbraucht. Wenn Sie eine Stunde Holz hacken (17 METS), ist es die siebzehnfache Energie. Diese Werte lassen sich auch mit den Zeitangaben multiplizieren. So kann die Empfehlung nach **20 MET-Stunden pro Woche** erfüllt werden durch 3–4 Stunden intensiver Aktivität oder 5–6 Stunden mittlerer Aktivität.

METS können auch in **Leistung** umgerechnet werden:

1 Met = 58 W/pro Quadratmeter Körperoberfläche

Diese beträgt durchschnittlich 1,8 m²; daraus ergibt sich 58 W/m² x 1,8 m² = 104 W, also so viel wie eine gute alte Glühbirne.

Geht man nach der obigen Formel davon aus, dass der durchschnittliche Grundumsatz und der thermische Effekt der Nahrung für Männer bei ca. 1500–2000 kcal, für Frauen bei 1200–1500 kcal liegt, so kann dieser durch körperliche Aktivität um ein Vielfaches gesteigert werden. Relativ einfach kann der Kalorienverbrauch beim Laufen oder Joggen abgeschätzt werden. Er beträgt:

Kalorienverbrauch beim Laufen/Joggen

Energieverbrauch in kcal = kg Körpergewicht x gelaufene Kilometer

Läuft eine Person mit 75 kg eine Strecke von 10 Kilometern, so beträgt der Energieverbrauch 750 kcal. Dabei wird ihr etwa eine Geschwindigkeit von 12 km/h oder 5 min/km zugrunde gelegt. Dies entspricht gerade mal einem Big Mac der bekannten Fast-Food-Kette, der in weniger als fünf Minuten verzehrt ist.

Als relativ einfache Umrechnungsformel können Sie sich für Ihre Walkingaktivitäten merken:

Kalorienverbrauch beim Walking
Energieverbrauch in kcal = kg Körpergewicht x 5/pro Stunde

Im Internet finden sich zahlreiche interaktive Tools, mit denen sich der Energieverbrauch berechnen lässt (vgl. u.a. http://www.focus.de/gesundheit/ernaehrung/tests/kalorienrechner).

3 Epidemiologie des Diabetes

G. Huber

Epidemiologie beschäftigt sich mit der Verteilung der Häufigkeiten von Krankheiten und den dadurch deutlich werdenden Ursachen der Entstehung. Epidemiologie liefert damit die wichtige Basis für die Entwicklung von Interventionsmöglichkeiten für die Prävention, Therapie und Rehabilitation dieser Erkrankungen. Dies gilt auch für die Begründung und Entwicklung von Bewegungsprogrammen.

Mit dem Begriff Diabetes werden Veränderungen der Blutzuckerregulation mit unterschiedlichen Ursachen zusammengefasst. Gemeinsames Kennzeichen dieses gestörten Stoffwechsels ist eine dauerhafte Erhöhung der Blutglukose. Dafür verantwortlich ist ein absoluter oder relativer Mangel an **Insulin**. Dieses von den Langerhans-Inseln in der Bauchspeicheldrüse abgesonderte Hormon regelt im Zusammenwirken mit dem **Glukagon** den Spiegel des Blutzuckers. Insulin sorgt für die Aufnahme von Glukose in die Zellen, senkt dadurch den Glukosespiegel, Glukagon wirkt durch dessen Erhöhung als Gegenspieler des Insulins. Darauf wird im weiteren Verlauf noch ausführlicher eingegangen. Um diesen Mechanismus in einem ausgewogenen Gleichgewicht zu halten, benötigt der Mensch lediglich 2/1000 g Insulin pro Tag. Dies ist schon ein erstes Indiz dafür, dass Veränderungen des Lebensstils dieses empfindliche Zusammenspiel stören können.

Dies scheint auch der Fall zu sein, denn alle verfügbaren Daten deuten darauf hin, dass weltweit die Diabeteserkrankungen auf dem Vormarsch sind. Dies gilt sowohl für den Diabetes Typ 1, der durch einen absolu-ten Insulinmangel gekennzeichnet ist, als auch für den relativen Insulinmangel des Diabetes Typ 2. Obwohl es relativ einheitliche diagnostische Werte zur Erkennung der Krankheit gibt (vgl. dazu Kap. 2), ist die Datenlage nicht so, dass sie zur Grundlage von präventiven und rehabilitativen Interventionen gemacht werden kann. Dies liegt an einigen Besonderheiten:

1. Die Bedeutung des Krankheitsbildes Diabetes wird erst deutlich, wenn man verschiedene Daten zur Verbreitung genauer analysiert. Dazu ist es nicht nur notwendig, die konkreten Erkrankungszahlen zu berücksichtigen, sondern auch die Vorboten der Erkrankung entsprechend zu würdigen. Gerade Diabetes Typ 2 hat eine extrem lange Entstehungsgeschichte und muss als ein Art Endergebnis einer ganzen Fülle von auslösenden Faktoren betrachtet werden. Dazu gehören in erster Linie Lebensstilfaktoren wie Ernährung und Bewegung sowie genetische Aspekte. Darüber hinaus schieben sich zwischen die Risikofaktoren und die eigentliche Manifestation der Erkrankung physiologische Störungen, die keinen eigenen Krankheitswert haben, aber als wichtige Prädiktoren des Diabetes Typ 2 zu betrachten sind (s. Abb. 3.1). Dies ist die gestörte Glukosetoleranz (Impaired Glucose Tolerance).

2. Diabetische Erkrankungen verlaufen auch deshalb lange Zeit ohne für den Betroffenen bemerkbare Symptome. Deshalb ist von einer hohen Dunkelziffer an unerkannten Erkrankungen auszugehen (Screening).

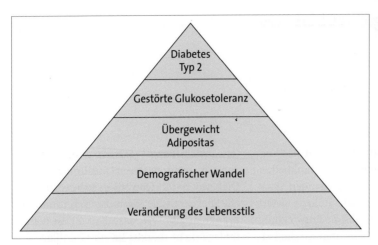

Abb. 3.1: Entstehung des Diabetes Typ 2 und die „Vorläufer"

3. Insbesondere durch den demografischen Wandel mit einem höheren Anteil älterer Menschen in der Bevölkerung wird sich die Zunahme an diabetischen Erkrankungen beschleunigen. Der steigende Anteil von Übergewicht und Adipositas in der Bevölkerung wird sich zusätzlich bemerkbar machen.

4. Obwohl relativ klare und physiologisch gut begründete diagnostische Kriterien für den Diabetes mellitus vorliegen, ist die epidemiologische Zuordnung umstritten. Während für die Diabetesdiagnose der Grenzwert von 110 mg/dl Nüchternglukose angesetzt wird, gelten für die gestörte Glukosetoleranz 100 mg/dl als Grenze. Gleiches gilt für den Langzeitindikator des HbA_{1c} (ausführlichere Informationen finden sich in Kap. 2).

Die klassischen Kennzahlen, derer sich die Epidemiologie bedient, die **Prävalenz** als Zahl der Erkrankten in einer definierten Population und die **Inzidenz** als Zahl der Neuerkrankungen, aus der sich auch das Erkrankungsrisiko ergibt, sind deshalb nur begrenzt aussagekräftig.

Diabetes und seine Folgen können nur dann in ihrer Relevanz erfasst werden, wenn man sich veranschaulicht, wie viele und welche Menschen besonders häufig davon be-

troffen sind, wie sich diese Zahlen in der Vergangenheit entwickelt haben und welche Entwicklungsdynamik sich dabei erkennen lässt. Erst dadurch werden mögliche Entwicklungstendenzen, Entstehungsmechanismen und potenzielle Ursachen deutlich. Diese Fragen lassen sich nur mithilfe beschreibender und analysierender epidemiologischer Daten beantworten. Insbesondere für die Entwicklung und auch Begründung einer bewegungsorientierten Behandlungsstrategie ist dies von hoher Bedeutung. Dabei ist vor allem die Betrachtung aus unterschiedlichen Perspektiven von Bedeutung:

▲ **Die internationale Perspektive:** Wie hoch ist der Anteil von Menschen mit Diabetes in verschiedenen Nationen und Kulturen?

▲ **Die historische Perspektive:** Wie hat sich der Anteil von an Diabetes Erkrankten in der Vergangenheit und in der Neuzeit verändert?

▲ **Die sozioökonomische Perspektive:** Wie hoch ist der Anteil von Diabetikern in verschiedenen sozialen Gruppierungen?

3.1 Diabetes als globale Epidemie

Die Zunahme an Diabetesfällen ist ein globales Phänomen. Die Weltgesundheitsorganisa-

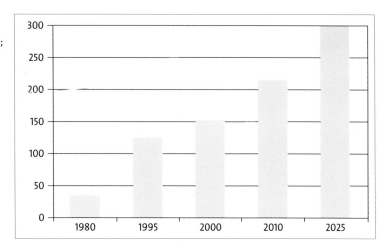

Abb. 3.2: Geschätzte Zunahme der globalen Prävalenz von Diabetes; absolute Zahlen in Millionen [Zahlen aus King, Aubert, Herman 1998]

tion WHO geht davon aus, dass aktuell mehr als 180 Millionen Menschen davon betroffen sind (http://www.who.int/mediacentre/fact sheets/fs312/en/index.html). Diese Zahl soll sich bis ins Jahr 2030 verdoppeln (s. Abb. 3.2).

Im Jahr 2005 verstarben mehr als 1,1 Millionen Menschen an den Folgen der Krankheit. Allerdings steht zu vermuten, dass die Dunkelziffer hier extrem hoch ist, da Menschen nicht an der eigentlichen Erkrankung versterben, sondern an deren schädigender Langzeitwirkung, insbesondere an den Gefäßen. So gibt es auch Schätzungen der WHO, dass bereits 2007 genauso viele Menschen an Diabetes verstorben sind wie an AIDS, nämlich 3,8 Millionen. Besondere Dramatik entsteht aus der Tatsache, dass viele Menschen in den mittleren Jahren versterben. Dadurch gehen durch Diabetes mehr als 23 Millionen Lebensjahre verloren.

Bei den Ländern mit der höchsten Prävalenz hat sich eine bedeutende Verschiebung ergeben, diese finden sich nicht mehr in den Industrieländern, sondern in Gebieten wie Ozeanien oder dem mittleren Osten. Hier zeigen sich besonders deutliche Zunahmen. Abbildung 3.3 zeigt die zehn Länder, für die im Jahr 2025 mit der höchsten Diabetesprävalenz gerechnet wird.

Diabetes ist keineswegs auf die westlichen Industrieländer beschränkt. So zeigt ein Blick auf die globale Situation, dass dieses Problem nahezu allgegenwärtig ist und sich eine deutliche Beschleunigung in der Diabetesprävalenz als globales Phänomen abzeichnet (s. Abb. 3.4).

Besonders die indigenen Völker, die sich ihre eigene Kultur und Lebensweise bewahrt haben, scheinen mit ihrem Blutzuckerstoffwechsel noch sehr stark in der Steinzeit verhaftet. Dazu zählen die Ureinwohner der Pazifikinseln, Indianerstämme in Nord- und Südamerika sowie die Aboriginies oder die Maoris in Australien und Ozeanien. Etwas weniger als 10% der Weltbevölkerung in über 70 Ländern der Welt gehören dazu. Gerade hier zeigt sich, dass die durch die archaische Lebensweise nur wenig veränderte geringe Speicherfähigkeit für Kohlenhydrate verheerende Auswirkungen hat. Sie verträgt sich nämlich überhaupt nicht mit den Kennzeichen des modernen Lebensstils der maximalen Energiedichte mit minimalem muskulären Energieverbrauch.

Erbfaktor und Umweltfaktor
Dies scheint ganz besonders bei den Pima-Indianern der Fall zu sein. Diese wanderten über die Behringstraße durch Nordamerika nach Mexiko. Ein Teil der Ethnie wanderte nicht die ganze Strecke mit und blieb in Arizona in den USA

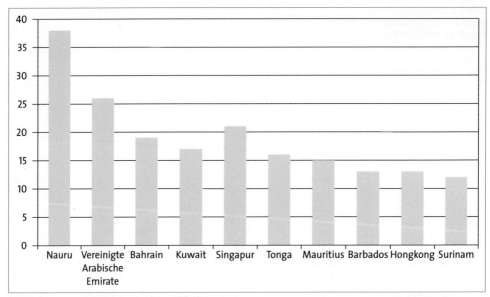

Abb. 3.3: Die TOP-10-Länder mit der (wahrscheinlich) höchsten Diabetesprävalenz im Jahr 2030 [Daten: International Diabetes Federation 2003]

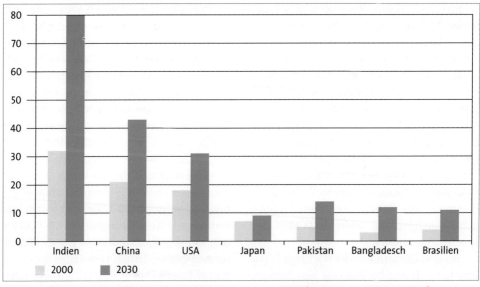

Abb. 3.4: Länder mit den absolut höchsten Zahlen an Diabetesfällen [Daten aus Wild et al. 2004]

Abb. 3.5: Diabetesprävalenz (in Prozent) der
Pima-Indianer im Ver-
gleich zur sonstigen Be-
völkerung (in Prozent)
[Daten aus Ravussin et
al. 1994]

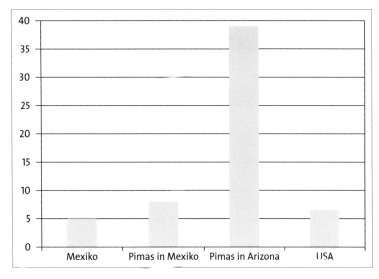

hängen. Bei gleicher genetischer Aus-
stattung führte der körperlich passive
Lebensstil in Verbindung mit American
Food dazu, dass der durchschnittliche
BMI 33,4 kg/m^2 beträgt gegenüber nur
24,9 kg/m^2 bei den Pima-Indianern aus
Mexiko [Ravussin et al. 1994]. Als ein in-
digenes Volk weisen die Pima-Indianer
ein höheres Diabetesrisiko auf. In Kombination mit dem amerikanischen Lebensstil sind mehr als 40% der noch ca.
10 000 Indianer im Reservat in Arizona
von Diabetes betroffen, während unter
den genetisch „baugleichen" Pima-Indianern in Mexiko lediglich 8% an Diabetes leiden (s. Abb. 3.5).

3.2 Diabetes in Deutschland

Leider liegen zur Verteilung des Diabetes in
Deutschland nur unvollständige Daten vor.
So wird häufig noch auf das vollständige Dia-
betesregister der ehemaligen DDR zurückge-
griffen, oder es werden die vorliegenden Daten der gesetzlichen Krankenkassen genutzt.
Relativ zuverlässig sind die Daten des
1998/1999 durchgeführten Bundes-Gesundheitssurvey [Thefeld 1999]. Danach waren in

Deutschland etwa 4,7% der Männer und 5,6%
der Frauen in der untersuchten Altersgruppe
von 18–79 an Diabetes erkrankt. Nach neueren Hochrechnung kann davon ausgegangen
werden, dass aktuell rund sechs Millionen
Deutsche, also ca. 7% der Bevölkerung betroffen sind. Wie weltweit nimmt die Zahl der Erkrankten mit dem Alter zu. In der Altersgruppe jenseits der 60 erhöht sich die Prävalenz
bereits auf mehr als 25%. Doch die Diabetiker-
zahl steigt nicht nur wegen des demografischen Wandels. Die Krankheit wird immer
früher diagnostiziert, d.h. das sogenannte Ma-
nifestationsalter sinkt beständig und ver-
schiebt sich vom späten in das mittlere Erwachsenenalter. In der Altersgruppe zwischen
40 und 59 finden sich die meisten Menschen
mit einer gestörten Glukosetoleranz [IDF
2003]. Dies verweist auf die wichtige Rolle, die
der veränderte Lebensstil mit einem Überfluss
an kaloriendichter Ernährung und drastisch
reduzierter Bewegung hat (s. Abb. 3.6).

Insgesamt sind etwas mehr Frauen als
Männer betroffen. Nicht zu unterschätzen
ist der Einfluss der sozioökonomischen Situation. So fand sich im Bundes-Gesundheitssurvey in der untersten sozialen Schicht
eine Prävalenz von 5,6%, in der Mittel-
schicht von 3,5 % und in der Oberschicht

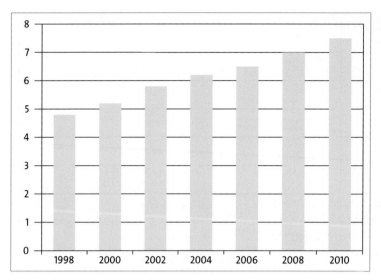

Abb. 3.6: Absolute Anzahl der Diabetiker in Deutschland in Millionen [vgl. Hauner 2005]

von 2,5 %. Hier spielen mit großer Wahrscheinlichkeit Übergewicht und Adipositas eine entscheidende Rolle, da diese gerade in unteren Schichten viel weiter verbreitet sind.

Diabetes Typ 2 ist eine typische Alterserkrankung, da sich die negativen Folgen eines bewegungsarmen Lebensstils in Verbindung mit einem reichen Kalorienangebot über die Lebensjahre akkumulieren. Dies zeigen auch die älteren Daten des Bundes-Gesundheitssurveys (s. Abb. 3.7).

3.3 Diabetes und die historische Perspektive

Das Zitat zu Beginn des ersten Kapitels belegt, dass Diabetes alles andere als eine moderne Erkrankung ist. Allerdings zeigen auch zahlreiche historische Belege, dass es Epochen gab, in denen die Krankheit nahezu verschwunden war. Dies waren in aller Regel die Phasen, in denen Nahrungsmittel sehr knapp waren und die Menschen sich noch

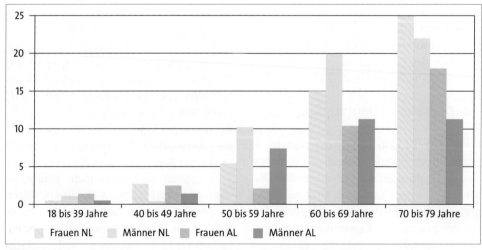

Abb. 3.7: Prävalenz des Diabetes nach Alter, Geschlecht und Region [Quelle: RKI, Bundes-Gesundheitssurvey 1998]
Erläuterung: AL = Alte Bundesländer, NL = Neue Bundesländer

viel bewegen mussten. Dies gilt vor allem für den Diabetes Typ 2, der sehr viel stärker vom Lebensstil abhängig ist. Typischerweise im Krieg und in dessen Folgezeiten sanken die Zahlen der Diabeteskranken signifikant. Dies ist nicht zuletzt ein deutlicher Hinweis auf die mächtige Rolle, die der Lebensstil spielt. Trotzdem ist Diabetes ein beständiger Begleiter der Menschen. In nahezu jeder geschichtlichen Epoche finden sich Belege dafür, dass sich Menschen mit der Erkrankung, der Diagnose und den Ursachen auseinandersetzten. Die wichtigsten seien hier erwähnt:

- **1550 vor unserer Zeitrechnung:** Auf einer ägyptischen Papyrusrolle findet sich eine Beschreibung des Diabetes.
- **100 nach unserer Zeitrechnung:** Aretaios von Kappadozien beschreibt den Diabetes sehr klar und eindringlich.
- **16. Jahrhundert:** Paracelsus hält den Diabetes für eine Nierenerkrankung.
- **1859:** Der deutsche Paul Langerhans (1847–1888) beschreibt in seiner Dissertation eine inselförmige Zellstruktur. Er erkennt allerdings nicht deren Funktion.
- **1921:** Der kanadische Chirurg Frederick Banting isoliert aus der Bauchspeicheldrüse Insulin. Er behandelt im Januar 1922 erfolgreich den 13-jährigen Leonhard Thomas, der zuvor wegen diabetischer Entgleisung zu versterben drohte. 1923 erhält er dafür den Nobelpreis.
- **1955:** Der britische Biochemiker Frederick Sanger „knackt" die chemische Struktur des Insulins, und es ist jetzt möglich, Insulin künstlich zu produzieren. 1958 wird er dafür mit dem Nobelpreis für Chemie geehrt.
- **1980:** Die ersten Insulinpumpen kommen auf den Markt.

3.4 Gesundheitsökonomische Perspektive

Das Problem Diabetes ist mit beträchtlichen **Kosten** verbunden. Ursache dafür sind sowohl die hohe epidemiologische Bedeutung mit zunehmenden Fallzahlen als auch die gravierenden und kostenintensiven Spätfolgen des Diabetes. Außerdem ist es notwendig, zwischen den unmittelbaren Kosten, die durch die Behandlung entstehen, und den indirekten Kosten, die durch Krankschreibung und vorzeitige Berentung entstehen, zu unterscheiden.

In der dazu durchgeführten KoDiM-Studie (Kosten des Diabetes mellitus) [Köster, von Ferber, Hauner 2005] wurden erstmals die gesundheitsökonomischen Variablen genauer erfasst.

So verursacht ein Diabetiker im Jahr durchschnittlich ca. 5000 Euro und damit etwa doppelt so viel wie ein vergleichbarer Versicherter ohne Diabetes. Der Diabetes tritt oft erst nach der Erwerbsphase auf. Trotzdem verursacht der Diabetes an indirekten Kosten für vorzeitige Berentung und Arbeitsunfähigkeit ca. 5300 Euro, deutlich mehr als der Nichtdiabetiker, für den dafür 3700 Euro aufgewendet werden müssen.

Die Kosten des Diabetes erwachsen zum großen Teil aus der Behandlung der Spätfolgen und nicht aus der Behandlung der primären Erkrankung. Nur etwa 20% werden für Blutzuckereinstellung, Messungen (z.B. Teststreifen) und Antidiabetika und Insulin ausgegeben. Dagegen fallen 80% für die Behandlung der Spätfolgen (Nierenerkrankungen, Augenerkrankungen, diabetischer Fuß, Durchblutungsstörungen etc.) an.

Nach Angaben des internationalen Diabetes-Atlas liegen international nur Schätzungen zu den Ausgaben für Diabetes vor. Wegen der Unterschiedlichkeit der verschiedenen Gesundheitssysteme konzentrieren sich diese auf die direkten Kosten. Die Schätzungen für die Ausgaben weltweit schwanken zwischen 153 und 286 Milliarden Dollar [International Diabetes Federation 2004].

Mit Unterstützung einer dänischen Pharmafirma wurde eine internationale Studie durchgeführt, die Kosten in unterschiedlichen Ländern miteinander verglich (www. novonordisk.de). Bereits jetzt gibt Indien relativ am meisten für Diabetes aus, nämlich 2,1% des Bruttoinlandsproduktes. In den USA sind es 1,3%, in Dänemark 0,6% und damit immer noch mehr, als die Briten für Entwicklungshilfe ausgeben (0,4% des BIP).

Insgesamt zeigen alle epidemiologischen Daten eine weltweite und nahezu ungebremste Zunahme an Diabetikern. Dies wird vor allem dadurch verursacht, dass die globale Verbreitung eines den Diabetes fördernden Lebensstils dafür sorgt, dass auch Ethnien mit einer genetisch sehr ungünstigen Prädisposition von diesem erreicht und überrollt werden. Ein Vertreter der WHO verglich die Diabetesepidemie mit einer Tsunamiwel-

le. Selbst dieser drastische Vergleich hinkt enorm, da sich die Tsunamiwelle nach einiger Zeit von selbst zurückzieht. Dies wird Diabetes nicht tun.

Betrachtet man die Verteilung von diabetesspezifischen Messwerten in der Normalbevölkerung, so wird deutlich, dass wir erst am Anfang einer sowohl nationalen als auch internationalen Entwicklung stehen (s. Abb. 3.8).

3.5 Diabetes und das Ungleichgewicht der Gesundheitsökonomie

Aufgrund der kostenintensiven Folgen des Diabetes und der Vielzahl von betroffenen Menschen ist die Erkrankung auch als gesamtgesellschaftliches Problem zu sehen. So geht die WHO davon aus, dass nahezu alle betroffenen Nationen zukünftig erheblich mehr Geld für diesen Bereich ausgeben müssen. Dadurch wird der ökonomische Fortschritt bedroht. Da sich die Diabeteszahlen insbesondere in den Schwellenländern wie Indien sehr dynamisch entwickeln, droht hier ein weiteres Auseinanderdriften der reichen und weniger reichen Nationen. Dies belegen folgende Zahlen [vgl. International Diabetes Federation 2004]:

- Die USA haben eine Diabetesprävalenz von 8%, verbrauchen aber 50% der weltweiten Ausgaben für Diabetes.
- Weitere 25% werden in Europa für Diabetesbehandlungen ausgegeben; der Rest der Welt teilt sich das verbliebene Viertel, das meiste davon Japan und Australien.
- In Burundi stehen pro Jahr und Patient sechs US-Dollar zur Verfügung, in Tansania zehn!

Während sich in den industrialisierten Ländern die Kosten wie oben beschrieben verteilen, wird in den Entwicklungsländern das Geld oft zu spät zur Behandlung der irrever-

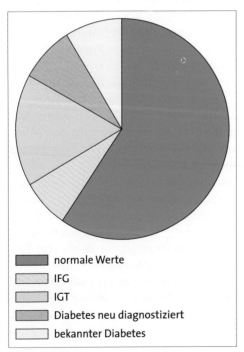

normale Werte

IFG

IGT

Diabetes neu diagnostiziert

bekannter Diabetes

Abb. 3.8: Prävalenz von diabetischen Kennwerten in der Normalbevölkerung [Daten aus der KORA-Studie, vgl. Rathmann et al. 2003]

siblen Spätfolgen eingesetzt. Eine fatale Fehlallokation der Ressourcen.

Keiner kann sagen, er habe es nicht gewusst!

Die US-amerikanische Gesundheitsbehörde CDC (Center for Disease Control) veröffentlicht wöchentlich aktuelle Zahlen zu den wichtigsten Krankheitsbildern im „Morbidity and Mortality Weekly Report". Bei der abschließenden Recherche nach aktuellen Zahlen findet sich gegen Ende des Jahres 2008 hier die zwar alarmierende, aber wenig überraschende Meldung, dass sich zwischen 1997 und 2007 die Zahl der diagnostizierten Diabetesfälle in manchen Staaten mehr als verdoppelt hat. Im Schnitt ist die Prävalenz um 90% auf nun 9,1% der Bevölkerung gestiegen. Kampagnen für mehr körperliche Aktivität und Gewichtsreduktion werden als Gegenmaßnahme gefordert (http://www.cdc.gov/media/pressrel/2008/r081030.htm, Zugriff am 30.12.08).

4 Diabetes: Entstehung, Symptome, Therapie und Spätfolgen

G. Huber

Eine wirksame Behandlungsstrategie setzt voraus, dass mögliche Ursachen und Folgen des Diabetes in der geeigneten Weise berücksichtigt werden. So haben die unterschiedlichen Diabetesformen Typ 1 und 2 auch so unterschiedliche Entstehungsmechanismen, dass man eigentlich von zwei Krankheiten sprechen müsste, die lediglich eine gemeinsame Endstrecke haben. Dies ist die fehlende oder ungenügende Regulation des Blutzuckerspiegels.

Wie bereits in Kapitel 2 dargestellt, wird Diabetes vom Typ 1 (a) meistens bei Kindern, Jugendlichen oder jungen Erwachsenen diagnostiziert. Die Ursache ist meist die autoimmune Zerstörung der Inselzellen in der Bauchspeicheldrüse. Dabei wendet sich das eigene Immunsystem gegen die Inselzellen der Bauchspeicheldrüse. Als Ursache werden Infektionen vermutet. Dadurch kommt es zu einem absoluten Insulinmangel, der zum Tode führt, wenn er nicht behandelt wird. Die Erkrankten sind damit „insulinpflichtig" und müssen Insulin, in der Regel durch Injektionen, zuführen. Es ist davon auszugehen, dass etwa 5% aller Diabeteskranken an dieser Diabetesform leiden. Wird die Erkrankung im höheren Erwachsenenalter festgestellt, so spricht man heute von einem LADA-Diabetes. Darunter versteht man einen verzögerten Ausbruch eines autoimmun verursachen Diabetes (latenter Autoimmundiabetes). Durch den Nachweis von Antikörpern ist diese Form vom Diabetes Typ 2 zu unterscheiden, von dem über 90% aller Diabetesfälle betroffen sind.

Im weiteren Verlauf wird vorwiegend auf diese Form der Erkrankung eingegangen, dies aber nicht allein wegen der größeren Zahl der Betroffenen. Ein Blick auf den Entstehungsmechanismus der Erkrankung macht deutlich, dass gerade hier die Bewegung eine zentrale Rolle in der Prävention, in der Behandlung, aber vor allem auch in der Vermeidung der oft dramatischen Spätschäden spielt.

4.1 Entstehungsmechanismen des Diabetes Typ 2

Obwohl sich die Entstehungsmechanismen grundsätzlich unterscheiden, haben beide Diabetesarten das gleiche Resultat, einen relativen oder absoluten Mangel an Insulin, der den Blutzuckerspiegel entgleisen lässt. Während sich der Diabetes Typ 1 mit ausgeprägten Symptomatiken oder mit gravierenden Symptomen wie Ohnmacht oder gar Koma zeigt, schleicht sich der Diabetes Typ 2 dagegen sehr langsam an, und dieses Anschleichen ist wörtlich zu nehmen, da die Betroffenen in der Regel erst dann etwas bemerken, wenn es zu spät ist. Die oft jahrelange Entwicklung über die gestörte Glukosetoleranz wurde im vorigen Kapitel bereits beschrieben. Die Entstehung der Krankheit wird leicht verständlich, wenn man sich zunächst die grundsätzliche Wirkungsweise und Funktion des Insulins veranschaulicht.

> **Insulinwirkung**
> Das Verständnis der folgenden Zusammenhänge ist eine wesentliche Grundlage, um nicht nur die Diabeteserkrankung, sondern auch die wichtige Rolle der Bewegung zu verstehen.

Insulin ist ein Hormonpeptid, welches im Zusammenspiel mit den Hormonen Glukagon und Somatostatin die Verstoffwechselung der Kohlenhydrate reguliert. Gebildet wird der Präkursor des Insulins, das Proinsulin in den Langerhans-Inseln der Pankreas. Die Tagesproduktion liegt bei etwa 2 g. Die Hauptaufgabe besteht darin, die Aufnahme von Glukose in die Zellen zu unterstützen. Für die Einschleusung in die Leber als Energiespeicher wird etwa die Tagesproduktion verbraucht.

Wenn Sie Kohlenhydrate (Zucker, Mehlprodukte etc.) zu sich nehmen, steigt der Blutzuckerspiegel an. Während bei Menschen mit einem normalen Stoffwechsel der Blutzuckerspiegel nüchtern zwischen 60 Milligramm Glukose pro 100 Milliliter (mg/dl) Blut liegt, kann er direkt nach einer Mahlzeit (postprandial) Werte bis zu 140 mg/dl zeigen. Für den Diabetiker kann dieser Wert bis 500mg/dl Blut ansteigen. Eine solch hohe Zuckerlast ist für alle betroffenen biologischen Systeme schädlich. Schon deshalb müssen die in dieser Menge zerstörerischen Energielieferanten in die Zellen eingeschleust werden und in einfachen Zucker (Glukose) umgewandelt werden. Dafür ist das Hormon Insulin zuständig. Das Ansteigen des Blutzuckers über die Schwelle von 4 mmol liefert den Reiz zur Insulinsekretion. In den Zellen der Muskulatur und der Leber können dadurch die Kohlenhydrate als Energievorrat gespeichert werden. Bei Bedarf kann dieser Energievorrat freigesetzt werden. Dies besorgt das Hormon Glukagon, das damit zum Gegenspieler des Insulins wird. Glukagon wird immer aktiv, wenn Kohlehydrate gebraucht werden. Es wirkt so lange, bis sich der Blutzuckerspiegel wieder normalisiert hat. Bei Anlieferung von Kohlenhydraten sorgt also Insulin für die Verwer-tung. Grundsätzlich gibt es drei Möglichkeiten der Verwertung:

- die Kohlenhydrate werden (z.B. durch körperliche Aktivität) verbraucht
- die Kohlenhydrate werden in der Muskulatur oder in der Leber in Form von Glykogen gespeichert
- die Kohlenhydrate werden in Fett umgewandelt, da dies die geeignete Lagerform darstellt.

Solange Insulin aktiv ist, ist natürlich auch keine Fettverbrennung möglich, da genug andere Energieträger vorhanden sind. Die Abbildung 4.1 veranschaulicht diesen Regulationsmechanismus (s. Abb. 4.1).

Eine besondere Rolle spielt bei der Entstehung der Erkrankung ein zu hohes **Körpergewicht**. Das mit dem beschriebenen Mechanismus ausgeschüttete Hormon Insulin wirkt nicht mehr vollständig, die notwendige Wirkung verzögert sich. Allerdings ist die gestörte Ausschüttung von Insulin nur eine von mindestens zwei Bedingungen, die zur Diabetesentstehung führen. Lange vorher zeigt sich, dass die Verwertungssysteme, wie die Muskulatur, die Leber und das Fettgewebe, zunächst eine mangelnde Sensibilität und dann eine zunehmende Resistenz gegenüber der Insulinwirkung zeigen. Irritiert durch den anhaltend hohen Blutzuckerspiegel produziert die Bauchspeicheldrüse immer größere Mengen an Insulin. Dies führt zu einer Erschöpfung der entsprechenden Zellen in der Bauchspeicheldrüse. Bestand vorher zunächst nur eine verringerte Insulinwirkung, so hat sich jetzt ein absoluter Mangel an Insulin entwickelt, der die betreffenden Menschen zu insulinpflichtigen Diabetikern macht. Etwa 200 000 Diabetiker gehören zu dieser Gruppe. Damit ist unter den Diabetikern des Typs 2 nur eine Minderheit insulinpflichtig. Für den Typ-1-Diabetiker ist diese Thematik von zentraler Bedeutung, gerade auch unter dem Aspekt der Reduzierung der Insulindosis bei körperlicher Aktivität. Die künstlich hergestellte Kopie des körpereigenen Insulins wird Humaninsulin genannt. Modifizierte Formen sind als Insulinanaloga auf dem Markt. Auf das komplexe Thema der Insulintherapie kann hier nicht eingegangen werden; ausführliche Informationen finden sich bei Schatz [2006].

Vergleicht man die Situation der Diabetesentstehung mit einem Autounfall, bei dem das Auto gegen eine Wand fährt, so müssen erst alle Bremsen ausfallen, während wir gleichzeitig Vollgas geben, damit es zu einer Erkrankung kommt. Aber während sich ein Unfall rasend schnell ereignet, dauert die Entstehung des Diabetes sehr lange und bietet eine ganze Reihe von Interventionsmöglichkeiten!

Auf die spezifische Rolle der Bewegung bei der Entstehung wird ausführlich im nächsten Kapitel eingegangen.

4.2 Symptome

Die Krankheit Diabetes bleibt lange unbemerkt, oft führen Zufallsbefunde zur eigentlichen Diagnose. Symptome machen sich erst dann bemerkbar, wenn die hohe Zuckerlast Schaden angerichtet hat. Dann kündigt sich die Erkrankung u.a. durch die folgenden Symptome an:

- **Durstgefühl, häufiges Wasserlassen und starke Dehydrierung:** Der Körper versucht, durch verstärkte Wasserausscheidung den Zucker loszuwerden. Zucker im Urin gab der Krankheit ihren Namen: honigsüßer Wasserfluss.
- **Gewichtsverlust:** Oft erwünscht, aber hier negativ, da der Körper Wasser (s.o.) verliert, aber auch lebensnotwendige Proteine und Fettspeicher.
- **eingeschränkte oder gestörte Wundheilung und Austrocknung der Haut**
- **erhöhte Infektionsanfälligkeit durch abgeschwächtes Immunsystem**
- **Potenzstörungen**
- **Sehstörungen**

Jedes einzelne dieser Symptome ist nicht unbedingt diabetesspezifisch, bedarf aber der

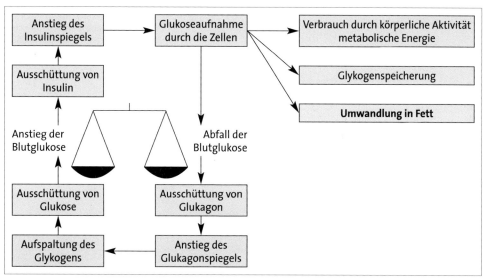

Abb. 4.1: Regulationsmechanismus

Abklärung. Dies gilt besonders dann, wenn zusätzlich Risikofaktoren vorliegen.

4.3 Risikofaktoren des Diabetes

Es besteht Konsens darüber, dass Diabetes vom Typ 2 eine **multifaktorielle Entstehung** hat. Allerdings herrscht weniger Einigkeit, wenn es sich darum handelt, die einzelnen Faktoren zu gewichten. Dabei ist unstrittig, dass zwischen veränderbaren und nicht veränderbaren Faktoren differenziert werden muss. Die **genetische Komponente** ist beträchtlich, eineiige Zwillinge weisen eine Konkordanz von 90% auf, d.h. die Wahrscheinlichkeit zu erkranken liegt bei 90%, wenn ein Zwillingsbruder oder eine Zwillingsschwester bereits erkrankt ist [vgl. Schatz 2006]. Mit abnehmendem Verwandtschaftsgrad sinkt auch das Diabetesrisiko. Man geht davon aus, dass es sich um eine polygenetische Entstehung handelt, die Krankheit aber erst dann zum Ausbruch kommt, wenn Bewegungsmangel und Übergewicht hinzukommen. So ergibt sich eine unglückselige Verknüpfung von Vererbung und individuellem Lebensstil. Die Kombination von Übergewicht und familiärer Belastung stellt somit eine bedeutende Einflussgröße dar. Trotz der nachgewiesenen genetischen Komponente spielt das **Übergewicht** wohl eine entscheidende Rolle, mehr als 90% aller Diabetiker sind übergewichtig (s. Abb. 4.2)! Dieser Insulinmechanismus spielt auch im Zusammenhang mit anderen Erkrankungen des metabolischen Syndroms eine zentrale Rolle. Darunter versteht man die sehr typische Kombination von Bluthochdruck, Diabetes, Fettstoffwechsel und Harnsäure. Mit diesem metabolischen Syndrom steigt das Risiko für Herzinfarkt und Schlaganfall signifikant an. Das metabolische Syndrom zeigt weiterhin eine hohe Abhängigkeit vom Sozialstatus; je niedriger der Sozialstatus, desto höher ist das Risiko. Deshalb gilt der Zusammenhang mit der **sozialen Herkunft** auch für die Diabeteserkrankung. Besonders häufig sind in der Unterschicht die fatalen Spätfolgen des Diabetes zu finden [vgl. Chaturvedi et al. 1989].

Im Kontext mit dem metabolischen Syndrom kommt es zur Störung des Glukosestoffwechsels, auch andere metabolische Systeme werden gestört (z.B. der Fettstoffwechsel). Ein weiterer nicht zu kontrollierender

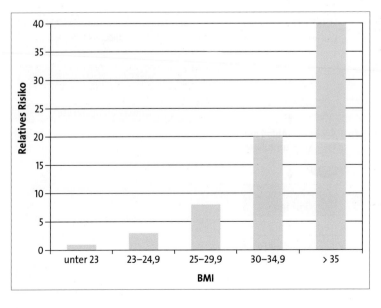

Abb. 4.2: Steigendes Diabetesrisiko mit steigendem Gewicht [Daten aus Hu et al. 2001]

Risikofaktor ist das **Lebensalter**, da vorwiegend Personen in der zweiten Lebenshälfte betroffen sind, nicht zuletzt deshalb wird der Diabetes Typ 2 auch Altersdiabetes genannt. Ein wesentlicher Risikofaktor, der alle anderen Faktoren in ihrer Bedeutung verändern kann, ist der **Bewegungsmangel**, auf dessen besondere Rolle im folgenden Kapitel ausführlicher eingegangen wird.

Das Risiko, an einem Altersdiabetes zu erkranken, steigt durch:
- genetische Belastung
- Alter
- niedrigen Sozialstatus
- andere metabolische Erkrankungen
- Bewegungsmangel
- Übergewicht

4.4 Behandlungsansätze

Die Therapie des Diabetes Typ 2 kann als dreistufiges Vorgehen betrachtet werden. Das Ziel besteht darin, den Patienten möglichst lange oder gar dauerhaft auf einer Stufe zu fixieren. Als entscheidendes Kriterium gilt es, den Langzeitblutzuckerwert HbA_{1c} langfristig unter dem Wert von 7% zu halten. Gelingt dies nicht, sind Interventionen auf der nächsten Stufe notwendig.

An erster Stelle sollten deshalb die **lebensstilorientierten Maßnahmen** stehen. Allerdings ist unser Gesundheitssystem nicht unbedingt dafür konstruiert. Fehlende Kompetenzen, fehlende zeitliche Ressourcen sowie nicht vorhandene finanzielle Anreizstrukturen verhindern unter anderem, dass diese komplexe Aufgabe erfolgreich bewältigt wird. Die Stufen zwei und drei sind viel eher kompatibel mit den Strukturen unseres Gesundheitssystems.

4.4.1 Stufe 1: Veränderung des Lebensstils

In der Regel betrifft dies das Ernährungs- und Bewegungsverhalten. Zur richtigen Ernährung findet sich eine ungeheure Vielfalt an Literatur, im Buchhandel findet sich eine hohe dreistellige Zahl an Publikationen. Diese haben in der Regel viel eher den Charakter von Kochbüchern, und die Wirksamkeit und Nachhaltigkeit der Ernährungsumstellung ist zweifelhaft. Allerdings zeigen Untersuchungen zur LOGI-Methode (Low Glycemic Index) beachtenswerte positive Effekte.

Glykämischer Index
Schon der Name der Erkrankung Zuckerkrankheit signalisiert, wo das Problem liegt: Die Kohlenhydrate sind es. Dazu gibt es immer deutlicher werdende Belege für die Überlegenheit der kohlenhydratreduzierten Kost, sowohl was den Gewichtsverlust als auch was den Blutzuckerstoffwechsel angeht [vgl. Heilmeyer et al. 2006]. Eine Erklärung für diese Überlegenheit liefert die sogenannte glykämische Index. Der glykämische Index (GI) gibt darüber Auskunft, wie stark sich ein Lebensmittel auf den Blutzuckerspiegel nach der Nahrungsaufnahme (postprandial) auswirkt. Für das Problem Diabetes ist der GI von Bedeutung, weil höherer Blutzucker mit einer verstärkten Insulinausschüttung einhergeht [vgl. Roberts 2000].
Insulin fördert den Transport von Glukose zu allen Zellen des Körpers und aktiviert in der Leber und in den Muskelzellen Enzyme, die für die Oxidation von Glukose und die Verarbeitung von Glukose in Glykogen verantwortlich sind. Dazu kümmert sich Insulin in den Fettzellen um die Aktivierung von Enzymen, die zur Umwandlung von Glukose in Fett notwendig sind. Dadurch hemmt Insulin den Abbau von Fett.

Als Referenzwert gilt der GI von Traubenzucker mit dem Wert 100. Der GI ist vor allem davon abhängig, wie die Kohlenhydratzusammensetzung im jeweiligen Nahrungsmittel beschaffen ist. Neue Studien belegen, dass die Nahrungspräferenz von Kost mit niedrigem glykämischen Index günstige Auswirkungen auf die Insulinausschüttung und den Blutzucker hat. Auch das Fettprofil im Plasma und das individuelle Sättigungsgefühl werden günstig beeinflusst.

⊿ Ungünstig sind demnach Nahrungsmittel mit einem GI von 70 und darüber (z.B. Traubenzucker 100, Baguette 95, Bier 74, Graubrot 68).

⊿ Im Mittelfeld liegen Nahrungsmittel mit einem GI zwischen 50 und 70 (z.B. Haferflocken 64, Orangensaft 63, Nudeln 50)

⊿ Günstig sind Nahrungsmittel mit einem GI unter 50 (z.B. Vollkornbrot 40, Müsli 30, Vollmilchschokolade 22 (!), Gemüse unter 15).

Der GI ist allerdings noch von weiteren Faktoren, wie der Art der Zubereitung (Hitzezufuhr erhöht den GI) oder der Kombination mit anderen Nährstoffen (Fett verzögert die glykämische Reaktion), abhängig. Deshalb fungieren die Tabellen lediglich als Orientierungshilfen.

Obwohl wir noch wenig über die Langzeiteffekte einer solchen Ernährung wissen, sind sogenannte LOGI-Diäten (Low Glycemic Index) zur Kontrolle des Blutzuckers geeignet. Eine an LOGI-Prinzipien orientierte Diät, bei der die Portionen nicht eingeschränkt werden, stellt zumindest eine gleichwertige Alternative zu restriktiven, portionenkontrollierten Low-Fat-Programmen dar [Maki et al. 2007].

Wie in den folgenden Kapiteln gezeigt wird, ist es möglich, allein mit zusätzlicher Bewegung Menschen auch mit vorhandenen Risikofaktoren, wie z.B. einer hohen genetischen Belastung, auf dieser Stufe zu halten.

Allerdings soll nicht verschwiegen werden, dass dies nicht so einfach ist. Nicht zuletzt deshalb finden wir die Mehrzahl der Diabetespatienten auf der nächsten Stufe.

4.4.2 Stufe 2: Medikamentöse Therapien

Die letzten Jahre haben sehr große Fortschritte in der pharmakologischen Behandlung des Diabetes gebracht. Diese lassen sich nach ihren unterschiedlichen Wirkmechanismen differenzieren:

⊿ **Biguanide:** Das Blockbustermedikament Metformin gehört zu dieser Klasse, die bewirkt, dass die Glukose aus der Nahrung verzögert aufgenommen wird und weniger Zucker aus der Leber freigesetzt wird.

⊿ **Alpha-Glukosidasehemmer:** Diese Medikamente sorgen dafür, dass die Blutzuckerspitzen nach einer Mahlzeit flacher werden. Dies geschieht durch eine verzögerte Glukoseaufspaltung im Darm.

⊿ **Glitazone:** Diese Substanzen wirken als Katalysator für die Insulinrezeptoren und sorgen für eine bessere Verwertung des noch vorhandenen Insulins.

⊿ **Insulinotrope Antidiabetika und Insulinsensitizer:** Auf der Produktionsseite des Insulins wirken diese Stoffe, indem sie die noch vorhandene Sekretionsleistung der Langerhansschen Inseln in der Bauchspeicheldrüse optimieren.

4.4.3 Stufe 3: Insulintherapie

Dank der effektiven medikamentösen Behandlung und der durch die Vielfalt der Präparate möglichen Kombinationen gelingt es immer häufiger, die Patienten auch langfristig unter einem HbA_{1c}-Wert von 7% zu halten. Gelingt dies nicht, muss zur Insulintherapie gegriffen werden, die in der Regel aus einer Kombination von kurzfristig wirksamem Analoginsulin und Verzögerungsinsulin besteht.

Nähere Informationen zu diesem komplexen Thema finden sich bei Bretzel & Schatz [2006].

4.5 Spätschäden des Diabetes

Es bleibt nicht ohne Folgen, wenn sich im Blutstrom langfristig eine zu hohe Glukoselast findet. Die Gefäße werden massiv geschädigt, und daraus resultieren die gefürchteten Spätfolgen des Diabetes Typ 2. Je schlechter die Blutzuckereinstellung, desto schneller kommt es zu Schädigungen der großen und kleinen Blutgefäße, den Makroangiopathien oder den Mikroangiopathien. Epidemiologische Zahlen belegen die Häufigkeit von derartigen Krankheitsbildern (s. Abb. 4.3).

Obwohl nur 0,8% der Diabetiker von einer Amputation betroffen sind, werden in Deutschland 40 000 durch Diabetes verursachte Amputationen durchgeführt; d.h. jede zweite Amputation in Deutschland ist auf Diabetes zurückzuführen!

Der Pathomechanismus ist relativ einfach zu verstehen: Zu viel Glukose im Blut führt zu einer Schädigung der kleinen Blutgefäße (Mikroangiopathie). Dies verursacht Störungen z.B. in den Augen und in den Nieren. Um dies zu vermeiden, ist der HbA$_{1c}$-Wert eine entscheidende Zielgröße. Je länger der Wert unter der 7%-Grenze gehalten wer-

den kann (besser noch 6,5%), desto geringer ist die Wahrscheinlichkeit für diese Probleme. In den großen Blutgefäßen führt Diabetes zu Ablagerungen und Versteifungen der Gefäße, das Resultat: hoher Blutdruck, Herzinfarkt und Schlaganfall. Hierzu ist es notwendig, den Blutdruck regelmäßig zu kontrollieren und im Normbereich zu halten.

Aus diesen Spätschäden resultieren massive Einschränkungen der Lebensqualität und zahlreiche vorzeitige Todesfälle.

Besonders tückisch sind die Schäden, die die hohe Zuckerlast in den Nerven anrichtet. Bei etwa der Hälfte der Diabetiker werden die Nervenfasern angegriffen. Dies macht sich durch Sensibilitätsstörungen und Verlust der motorischen Kontrolle bemerkbar.

Die größten Einschränkungen der Lebensqualität und Lebenserwartung bei Diabetes mellitus sind heute durch diabetesbezogene Begleit- und Folgekrankheiten (Spätschäden) bedingt, die aus der Schädigung der kleinen und großen Blutgefäße (Mikro- bzw. Makroangiopathie) resultieren.

Dies gilt auch für die gesundheitsökonomische Bedeutung des Diabetes. Der größte Kostenfaktor des Diabetes ist die Behandlung der Spätfolgen der Erkrankungen, die in aller Regel, d.h. wenn die vorhandenen Möglichkeiten genutzt werden, vermieden werden können.

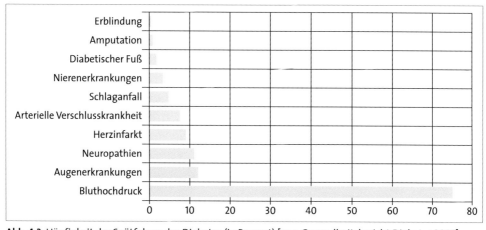

Abb. 4.3: Häufigkeit der Spätfolgen des Diabetes (in Prozent) [aus: Gesundheitsbericht Diabetes 2007]

5 Welche Effekte hat Bewegung bei Diabetes?

G. Huber

Diabetes, insbesondere vom Typ 2, hat in der Regel eine lange Entstehungsgeschichte. Die Krankheit wird so gut wie nie nur durch eine, sondern fast immer durch ein ganzes Bündel von verschiedenen Ursachen ausgelöst und aufrechterhalten. Aber in jeder Entstehungsgeschichte spielt Bewegung, respektive der Mangel an Bewegung, eine Hauptrolle.

Es scheint deshalb wenig sinnvoll, ein solch komplexes und lang während Entstehungsgefüge mit einer isolierten Maßnahme zu verändern. Dass dies nicht funktioniert, zeigen allein schon die epidemiologischen Daten durch die beständige Zunahme der Diabeteserkrankten. Deshalb ist es notwendig, einen kurzen Blick auf die verschiedenen Verfahren der Diabetesbehandlung und ihre mit wissenschaftlichen Methoden überprüfte Wirksamkeit, die sogenannte Evidenz, zu werfen. Der Ausrichtung des Buches entsprechend soll der Fokus dabei auf den bewegungsorientierten Interventionen liegen.

Auf der Grundlage dieser Analyse werden in den folgenden Kapiteln Konsequenzen für eine effektivere Programmgestaltung gezogen.

Im Kontext der Diabetesprävention und Diabetesbehandlung sind drei übergeordnete Fragestellungen von besonderer Bedeutung:

- Lässt sich durch körperliche Aktivität Diabetes vermeiden?
- Kann durch körperliche Aktivität der Diabetes wieder zurückgeführt werden?
- Lassen sich durch körperliche Aktivität die Spätfolgen des Diabetes vermeiden oder hinausschieben?

5.1 Evidenzbasierung zur körperlichen Aktivität und Diabetes

Die Beweisführung stützt sich auf aktuelle und relevante **Studien**. Es soll hier allerdings kein vollständiger Überblick über die Forschungsarbeiten zu diesem Thema geliefert werden. Wer an einem vollständigen Überblick interessiert ist, findet unter den folgenden Internetadressen reichlich Material:

- www.medline.de
- http://www.cochrane.de/de/index.htm
- http://www.cochrane.org/consumers/ homepage.htm – hier insbesondere Informationen für Patienten, allerdings in englischer Sprache
- http://www.evidence.de/

> **Evidenzbasierung in der Medizin**
> Jeden Monat erscheinen etwa 5000 medizinische Fachartikel in den über 4000 Fachzeitschriften, davon ein großer Teil auch zur Behandlung des Diabetes. Dieser „scientific overkill" macht es für den einzelnen Behandler immer schwieriger, die für die Prävention und die Diabetesbehandlung beste Option zu finden, da hier mit einem erheblichen Ressourceneinsatz bisher geringe Effekte erzielt wurden. Die Evidence Based Medicine (EBM) sieht ihre Aufgabe darin, Entscheidungen für oder gegen eine therapeutische Intervention auf der Grundlage wissenschaftlicher Studien zu treffen. David L. Sackett, der Begründer dieser Arbeitsrichtung, definiert Evidence Based Medicine als „den gewissenhaften, ausdrücklichen und vernünftigen Ge-

brauch der gegenwärtig besten externen, wissenschaftlichen Evidenz für Entscheidungen in der medizinischen Versorgung individueller Patienten" [Sackett et al. 1996].

Für die wissenschaftliche Fundierung zur Lebensstiländerung gelten dieselben Voraussetzungen und Anforderungen. Nur durch die Evidenzbasierung ist es möglich, „Ressourcen aus ungesicherten Bereichen in Felder von Unterversorgung, für die es ausreichende Nutzennachweise gibt" [Schmacke 2002], zu verlagern. Im weiteren Verlauf werden Arbeiten vorgestellt, die zur Evidenzbasierung der Diabetesbehandlung geeignet sind. Dabei sind unterschiedliche Qualitätsstufen der wissenschaftlichen Arbeiten zu berücksichtigen, die sogenannten Levels of Evidence: In Anlehnung an den Vorschlag des Oxford Center for Evidence Based Medicine [in Huber & Pfeifer 2004] wird folgende Systematik vorgeschlagen:

- **Level Ia:** Systematisches Review oder Metaanalyse von mehreren homogenen randomisiert-kontrollierten Studien
- **Level Ib:** Einzelne randomisiert-kontrollierte Studien (mit engen Konfidenzintervallen)
- **Level IIa:** Systematische Reviews von Kohortenstudien oder mehreren nicht randomisiert-kontrollierten Studien/quasiexperimentellen Studien
- **Level IIb:** Einzelne randomisiert-kontrollierte Studien, einzelne Kohortenstudien
- **Level IIIa:** Systematische Reviews von Fall-Kontroll-Studien, Korrelationsstudien („Cross Sectional" Studien)
- **Level IIIb:** Einzelne Fall-Kontroll-Studien
- **Level IV:** Fall-Serie und qualitativ schlechte Kohorten- und Fall-Kontroll-Studien
- **Level V:** Expertenmeinung

> Weitere Informationen zu Hintergrund und Vorgehensweise finden sich bei Greenhalgh [2000], Huber & Pfeifer [2004] und Perleth [2003].

5.2 Prävention des Diabetes

Die wohl effektivste Strategie ist die der Vermeidung des Diabetes. Alle geschichtlichen Vergleiche zeigen, dass die Wahrscheinlichkeit, an Diabetes Typ 2 zu erkranken, in Zeiten knapper Nahrung bei hohen Umfängen körperlicher Aktivität nahezu gleich null war. Die Rückkehr oder die Annäherung an einen solchen Lebensstil gehört zu den effektivsten Interventionen, ist aber alles andere als einfach umzusetzen. In Zeiten, in denen wir uns immer weniger bewegen und immer und nahezu überall ein reiches Angebot an energiedichter Nahrung finden, bedarf es der richtigen Strategien, um erfolgreich zu sein.

Wichtige Erkenntnisse dazu und über den Zusammenhang von Lebensstil und Diabetesentstehung zeigen sogenannte Beobachtungsstudien an größeren Bevölkerungsgruppen („Cross Sectional"). Bei dieser Art von Untersuchung erfasst man bestimmte Risikofaktoren und analysiert ihren möglichen Einfluss auf die Erkrankung.

Die erste und wohl bekannteste Stichprobe ist die der sogenannten Framingham-Studie. Dieser kleine Ort in der Nähe von Boston (USA) wurde bereits in den 50er-Jahren ausgewählt und untersucht, um die Zusammenhänge zwischen den Lebensstilfaktoren und chronischen Erkrankungen zu erkennen und zu verstehen. Ursprünglich waren die Herz-Kreislauf-Erkrankungen im Fokus des Interesses, aber auch für die Diabeteserkrankungen zeigen sich wichtige Erkenntnisse, und die Geduld der Forscher zahlte sich aus [Jonker et al. 2006]. So zeigt sich über den langen Beobachtungszeitraum ein signifikant niedrigeres Erkrankungsrisiko bei Menschen, die sich regelmäßig bewegen. Dunstan et al. [2004] gelang es zu demonstrieren, wie mächtig der antagonistische Gegenspieler der körperlichen Aktivität, der Fernsehkonsum, den Glukosemetabolismus beeinträchtigt und dem Diabetes den Weg bereitet. Umgekehrte Effekte zeigt – wenig überraschend – die körperliche Aktivität. Je aktiver die Menschen waren, desto weniger war die Glukosetoleranz beeinträchtigt.

In verschiedenen Studien bei den Völkern im pazifischen Mikronesien, die eine höhere Anfälligkeit für Diabetes haben, konnte gezeigt werden, dass die verstärkte körperliche Aktivität der auf dem Land lebenden Menschen dazu führt, dass die Stadtbevölkerung eine dreifach höhere Erkrankungsrate an Diabetes aufweist. Untersuchungen bei benachbarten Inselgruppen brachten vergleichbare Ergebnisse (zum Überblick vgl. Dishman et al. [2004]).

Eine Untersuchung auf der Briefmarkeninsel Mauritius zeigte, dass dieser Zusammenhang bei allen dort lebenden Ethnien zu sehen ist: Ob Hindu, Kreole, Chinese oder Araber – Menschen, die sich viel bewegen, zeigen bei einem Glukosetoleranztest weitaus niedrigere Werte. Das wohl bekannteste Beispiel sind die PIMA-Indianer [Pereira et al. 1998], deren Siedlungsgeschichte interessante Einblicke in die möglichen Entstehungsmechanismen des Diabetes liefert (vgl. Kap. 3).

Helmrich et al. [1991] begleiteten in einer epidemiologischen Untersuchung nahezu 6000 Männer über durchschnittlich 14 Jahre. In dieser Zeit traten 202 Diabetesfälle auf. Wurden jeweils 500 kcal pro Woche durch körperliche Aktivität verbraucht, sank das Erkrankungsrisiko um 6%. Prospektive Kohortenstudien wie diese sind sehr aufschlussreich, um Interaktionen zwischen Lebensstilfaktoren und Diabetesrisiko zu erforschen. Dazu werden in einer definierten Gruppe, eben der Kohorte, potenzielle Risikofaktoren und ihr Einfluss auf die zukünftige Entstehung von Krankheiten erfasst. Zu

diesem Studientyp gehört auch die bekannte Nurses Health Study, bei der 87 253 Krankenschwestern über einen Zeitraum von durchschnittlich acht Jahren begleitet wurden. Hier traten 1303 Diabetesfälle auf. Frauen mit einem überdurchschnittlichen Aktivitätslevel hatten ein um 33% niedrigeres Erkrankungsrisiko [Manson et al. 1991].

Beobachtungsstudien stützen sich in der Regel auf Aussagen der untersuchten Teilnehmer. Insbesondere Auskünfte zu Art und Umfang der körperlichen Aktivität sind dabei selten zuverlässig. LaMonte, Blair und Timothy [2005] benutzten deshalb Tests zur genauen Feststellung der kardiovaskulären Leistungsfähigkeit. Sie untersuchten bei mehr als 8000 Männern zusätzlich den glykämischen Status (Diabetes und IFG). Nach sechs Jahren wurden die Tests wiederholt. Es zeigte sich ein deutlicher Zusammenhang zwischen der körperlichen Fitness und der Inzidenz des Diabetes und dem gestörten glykämischen System (s. Abb. 5.1). Die Ergebnisse zeigen eindeutig, dass ein starker inverser Zusammenhang zwischen der körperlichen Fitness und der Inzidenz an Diabetes und IFG besteht.

Eine besonders wichtige Präventionsstrategie besteht darin, den Übergang von der gestörten Glukosetoleranz zur eigentlichen Diabeteserkrankung zu verhindern. Dies ist ein recht Erfolg versprechendes Vorgehen.

Die Erkenntnisse der Beobachtungsstudien wurden als Basis zur Planung von zwei großen und aufwendigen Interventionsstudien in Finnland und USA genutzt [Tuomilehto et al. 2001; Knowler et al. 2002]. Ziel beider Studien war es, durch eine umfassende Lebensstilveränderung bei einer Risikopopulation mit einer bereits bestehenden Vorschädigung der Blutzuckerkontrolle (impaired glycemic control) die Entwicklung des Diabetes zu verhindern. In beiden Studien wurde ein interdisziplinärer Ansatz gewählt, der sowohl eine Ernährungsumstellung (weniger Fette, weniger Kohlenhydrate) als auch

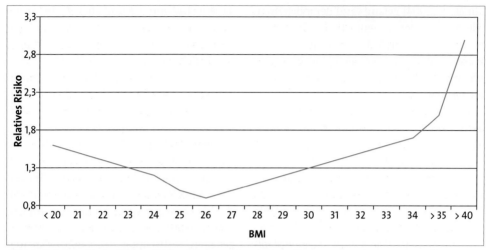

Abb. 5.1: Relatives Sterberisiko in Abhängigkeit vom BMI (Männer) [Daten aus Adams et al. 2006]

eine verstärkte körperliche Aktivität (mehr als 150 min Aktivität pro Woche) umfasste. Beide Studien brachten vergleichbare Ergebnisse. Die Stichprobe wurde über einen Zeitraum von etwa vier Jahren begleitet. Die Rate an Diabeteserkrankten war in der Kontrollgruppe um 60% höher als in der Interventionsgruppe. Besonders bedeutsam ist der Befund, dass in der amerikanischen Studie [Knowler et al. 2002] eine weitere Interventionsgruppe ein Medikament zur Verbesserung der Insulinsensitivität erhielt (Metformin), welches für eine um 31% niedrigere Diabetesinzidenz sorgte. Die finnische Studie zeigte außerdem, dass auch Menschen, die ihr Gewicht zwar nicht reduzierten, aber sich an die Bewegungsvorgaben hielten, ein um 70% niedrigeres Diabetesrisiko hatten als die Teilnehmer der Kontrollgruppe [Laaksonen et al. 2005].

Die epidemiologischen Zahlen zeigen es deutlich: Indien und China werden mit einem massiven Diabetesproblem konfrontiert. Eine chinesische Forschergruppe um Pan et al. [1997] zeigte, wie dieses Problem reduziert werden könnte (s. Abb. 5.2). Sie untersuchten in einer vierarmigen Studie, welche Strategie am effektivsten die Entwicklung der Erkrankung, ausgehend von der ge-

störten Glukosetoleranz, verhindern kann. Neben einer Kontrollgruppe gab es drei unterschiedliche Interventionsgruppen:
1. Diät
2. körperliche Aktivität
3. Diät und körperliche Aktivität.

Die Ergebnisse nach einer sechsjährigen Beobachtungszeit ergaben eine Reduktion des Erkrankungsrisikos um 46% in der Bewegungsgruppe, um 42% in der kombinierten Gruppe, und durch Diät allein konnte das Risiko um 31% reduziert werden. Dieser Effekt war sowohl bei schlanken als auch bei den übergewichtigen Teilnehmern zu sehen, funktioniert also unabhängig von einer Gewichtsreduktion.

In einer umfangreichen Reviewarbeit stellt Telford [2007] fest: Geringe körperliche Aktivität und schlechte körperliche Fitness sind unabhängige Prädiktoren für die Sterblichkeitsrate an Diabetes Typ 2. Sie sind direkt für die metabolische Dysfunktion des Diabetes und andere metabolischen Erkrankungen verantwortlich: „Low PA and poor CR fitness are independent predictors of mortality related to type 2 diabetes and chronic disease in general. Together with well-demonstrated mechanisms, there is strong evidence that low PA and low CR fitness are direct, independent causes of metabolic dysfunction and type 2 diabetes." [Telford 2007, 1233] (vgl. dazu auch Vatten et al. [2006], Kriska et al. [2003], Erlichmann, Kerbey, James [2002]).

Eine vergleichende Untersuchung zwischen der Wirksamkeit von Lebensstilveränderung und medikamentöser Intervention wurde von Knowler et al. [2002] durchgeführt. Mehr als 3000 Patienten wurden über 2,8 Jahre beobachtet. Der klare Sieger war die Lebensstilintervention, die u.a. aus 150 min Gehen pro Woche bestand.

Eine aktuelle Studie zeigt an einer großen Stichprobe von afroamerikanischen Frauen in den USA [Krishnan, Rosenberg, Palmer, The Black Women's Health Study, 2008], dass bereits durch Walken von fünf Stunden und mehr pro Woche das Erkrankungsrisiko für Diabetes um 30% gesenkt werden kann.

5.3 „Dem Diabetes davonlaufen": Ausdauertraining und Diabetes

Was geschieht, wenn Menschen, die an Diabetes leiden, ihre körperliche Aktivität steigern und für mindestens zwei Jahre beibehal-

ten? Genau dieser Frage ging eine Untersuchung in Italien nach [DiLoreto et al. 2005]. 159 Diabetiker/innen mit einem Durchschnittsalter von 62 Jahren erhielten die Empfehlung, regelmäßig zu walken. Zielkriterium und Endpunkt der Studie war die Senkung des Langzeitblutzuckerwertes HbA_{1c}. Nach zwei Jahren ergaben sich hier deutlich positive Effekte, die nahezu linear dem Umfang des Walkingtrainings entsprachen. Abbildung 5.3 zeigt die Reduktion in Abhängigkeit von den Walking-Stunden pro Woche.

Diese Untersuchung belegt, dass Menschen dem Diabetes „richtiggehend" davonlaufen können. Wir müssen dabei nicht einmal besonders schnell sein. Einfaches Gehtempo reicht vollkommen aus: Auch die gesundheitsökonomischen Effekte sind beträchtlich. Bereits eine Gehstrecke von fünf Kilometern am Tag reduzierte die Kosten:

⊿ für Medikamente um 550 $
⊿ für medizinische Behandlung um 700 $!

Der Anteil der insulinpflichtigen Teilnehmer hat sich von 59 auf 44 Teilnehmer reduziert.

Abb. 5.2: Lebensstilveränderung ist effektiv: Diabetesinzidenz nach einer 6-jährigen Beobachtungszeit [Daten aus Pan X et al. 1997]

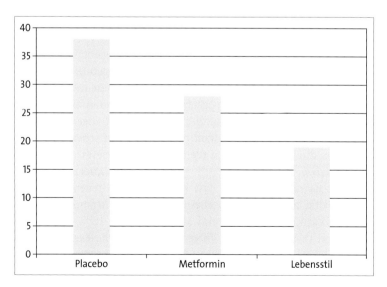

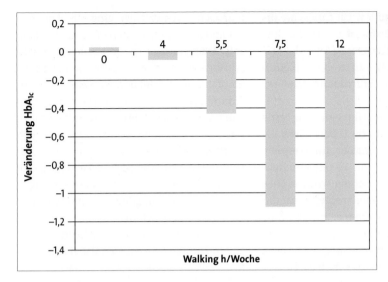

Abb. 5.3: Reduktion des HbA$_{1c}$-Wertes durch Walking [Daten aus Di Loreto et al. 2005]

5.4 Vermeidung der Spätfolgen des Diabetes durch körperliche Aktivität

Die Vermeidung von schwerwiegenden Spätfolgen muss das Ziel jeder Diabetesbehandlung sein. Körperliche Inaktivität stellt dabei im doppelten Sinn einen Risikofaktor dar, da sowohl unmittelbar z.B. auf die kardiovaskulären Probleme Einfluss genommen wird als auch mittelbar über die Normalisierung des Blutzuckerspiegels. So zeigt eine Studie von Sullivan et al. [2005], dass sowohl das Übergewicht als auch die körperliche Inaktivität ein um 50–60% höheres Risiko für die Entwicklung von kardiovaskulären Begleiterkrankungen haben.

Hu et al. [2004] konnten zeigen, dass bereits geringe Umfänge an körperlicher Aktivität das Risiko für diabetesspezifische Erkrankungen signifikant reduzieren können und einen direkten Einfluss auf die Mortalitätsrate haben.

Es ist davon auszugehen, dass körperliche Aktivität auch die Wahrscheinlichkeit für Spätfolgen durch Makro- und Mikroangiopathien verringert [Berger, Jorgens, Flatten 1996]. Eine aktuelle Übersichtsarbeit unterstreicht die Bedeutung der körperlichen Aktivität für die Vermeidung diabetischer Spätfolgen [Pereira, Franz 2008].

5.5 Muskeltraining und Diabetes

Im Mittelpunkt der Trainingsempfehlungen für den Diabetiker steht in aller Regel Ausdauertraining im aeroben Bereich. Seit etwa 15 Jahren werden jedoch mehr und mehr Studien publiziert, die sich mit den Effekten eines Krafttrainings für den Diabetiker auseinandersetzen. Eine umfassende Übersicht findet sich bei Sigal et al. [2004]. Dieses Training war ursprünglich nur als Ergänzung vorgesehen, jedoch zeigten die Studien überzeugende Resultate, die sich insbesondere auf die wesentlichen Diabeteskennwerte auswirkten. So erbrachten zwei klinische Untersuchungen deutliche Belege für den therapeutischen Nutzen des Krafttrainings bei Diabetes. Dunstan et al. [2002] verglichen die Effekte eines intensiven Krafttrainings mit denen eines Flexibilitätstrainings. In der Krafttrainingsgruppe sank der HbA$_{1c}$-Wert um 1,2%, in der Flexibilitätsgruppe nur um 0,4%. Beide Gruppen verloren gleich viel Gewicht, die Muskelmasse stieg in der Krafttrainingsgruppe um 0,5 kg. In einer Untersuchung von Castaneda et al. [2002] wurden vergleichbare Resultate erzielt. Die Krafttrainingsgruppe senkte den HbA_{1c}-Wert von 8,7 auf 7,6, die Kontrolle war unverändert. Freie Fettsäuren reduzierten sich um 27% in der Trainingsgruppe und erhöhten sich um 10% in der Kontrollgruppe. Im Rahmen dieser Studien wurden Trainingsbelastungen gewählt, die bei 70–80% des „one repetition maximum" lagen.

Darüber hinaus zeigen Studien, dass Krafttraining zusätzlich die Knochendichte erhöht und das Gleichgewicht verbessert. Die Integration eines Krafttrainings in ein diabetesspezifisches Bewegungsprogramm ist durch diese Evidenzlage mehr als gerechtfertigt.

Ebenfalls von Dunstan stammt der Vergleich zwischen einer Ernähungsintervention mit und ohne Krafttraining. Abb. 5.4 zeigt die doch überraschenden Ergebnisse.

Untersucht wurden 36 Frauen zwischen 60–80 Jahren. Nach sechs Monaten war der Rückgang des HbA_{1c}-Wertes in der Krafttrainingsgruppe 10-mal (!) so hoch wie in der Ernährungsgruppe. Die Verfasser betonen aber, dass es sich um ein hochintensives und progressives Krafttraining handelt [Dunstan et al. 2002]. Ein mehr als überzeugendes Plädoyer für eine intensivere Nutzung des Krafttrainings liefert die Studie von Ruiz et al. [2008]. Hier konnte in einer prospektiven Kohortenstudie an mehr als 8000 Männern

gezeigt werden, dass Muskelkraft einen unabhängigen Faktor für ein längeres Leben darstellt. Je größer die Kraft, desto geringer die Sterblichkeit. Dies gilt sowohl für die Krebserkrankungen als auch für alle anderen Todesursachen: „Muscular strength is inversely and independently associated with death from all causes and cancer in men, even after adjusting for cardiorespiratory fitness and other potential confounders." [Ruiz et al. 2008, 337]

5.6 Prävention durch Medikamente und „Genussmittel"

Lebensstilbezogene Interventionen leiden oft daran, dass die Motivation und die Compliance der Teilnehmer stark schwankend sind. So verwundert es nicht, dass versucht wird, die gleichen Effekte durch Medikamente zu erreichen. In der sogenannten HOPE-Studie [Salim et al. 2000] zeigte sich, dass der ACE-Hemmer Ramipril die Manifestation eines Typ-2-Diabetes unterdrücken kann. Verschiedene Studien zeigen auch, dass ein mäßiger, aber regelmäßiger Alkoholkonsum das Risiko einer Diabetesentstehung im Vergleich zu einer totalen Abstinenz um 36% absenkt [Conigrave et al. 2001]. Ähnliches gilt für den regelmäßigen Konsum von Kaffee [van Dam, Feskens 2001].

Abb. 5.4: Reduktion des HbA_{1c}-Wertes durch Krafttraining vs. Ernährung [Dunstan et al. 2002]

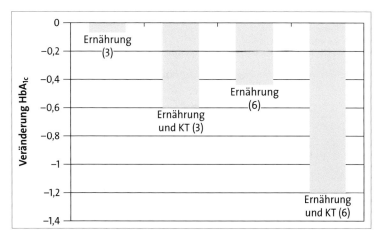

Insgesamt aber sind medikamentöse Strategien deutlich weniger effektiv als bewegungsbezogene Lebensstilveränderungen.

5.7 Ernährung

Ernährungsempfehlungen und Ernährungsumstellungen spielen eine zentrale Rolle in der Prävention und Behandlung des Diabetes. Die Wirksamkeit entfaltet sich indirekt über die Reduzierung des Körpergewichts, aber auch direkt über die Normalisierung des entgleisten Stoffwechsels (s. Abb. 5.5).

Allerdings ist auch bekannt [vgl. Huber 2009], dass Ernährungsumstellung im Sinne von Diäten zu den Interventionen gehört, bei denen das Scheitern vorprogrammiert ist.

◢ So haben Diäten insgesamt nur sehr bescheidene und in der Regel zeitlich limitierte Erfolge.

◢ Das für eine Stoffwechselnormalisierung angestrebte Ziel von 10 kg Reduktion des Ausgangsgewichts wird von Diäten in der Regel nicht erreicht.

◢ Die Wirksamkeit der verschiedenen Interventionen ist nach etwa zwölf Monaten nahezu gleich.

◢ Die Akzeptanz von Diäten ist nicht sehr groß, und es kommt bei vielen Teilnehmern zum vorzeitigen Abbruch.

◢ Es gibt so gut wie keine Studien zu den Langzeiteffekten von Diäten.

◢ Insgesamt betrachtet scheint es nicht sehr sinnvoll zu sein, langzeitig verfestigten Ernährungs- und Lebensstilmustern mit einer zeitlich befristeten und meist als aversiv erlebten Diät zu begegnen.

◢ Kohlenhydratreduzierte Diäten leiten in der Regel einen schnelleren Gewichtsverlust ein.

Im Rahmen der Leitlinienempfehlungen zur Ernährung konzentrieren sich deshalb die Empfehlungen vorwiegend auf eine Reduzierung des Körpergewichts und die Beachtung der Energiebilanz [EASD 2004]. Die Gesamtfettzufuhr sollte weniger als 30% der Energieaufnahme betragen, davon weniger als 10% in Form von gesättigten Fettsäuren. Der Anteil an Ballaststoffen sollte > 15 g pro aufgenommenen 1000 kcal sein.

Besonders heftig diskutiert wird die Frage, ob eine fett- oder kohlenhydratreduzierte Ernährungsform zu bevorzugen ist. Die Low-Fat-versus-Low-Carb-Diskussion ist noch

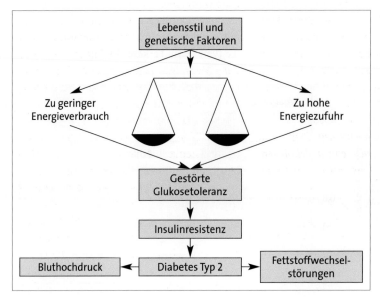

Abb. 5.5: Energiebilanz und Diabetes

nicht entschieden. Allerdings sprechen schnellere Erfolge für die Low-Carb-Variante, bei der der glykämische Index eine entscheidende Größe darstellt (s. Kap. 4.4). Obwohl wir noch wenig über die Langzeiteffekte einer solchen Ernährung wissen, werden sogenannte LOGI-Diäten (Low Glycemic Index) zur Gewichtsreduzierung empfohlen.

5.8 Leitlinien zur Bewegung und Diabetes

Die Schaffung von klarem wissenschaftlichem Nachweis der Wirksamkeit, der Evidenz, bildet die Grundlage für die Formulierung von sogenannten Leitlinien. Die Formulierung solcher Leitlinien in der Medizin dient der Schaffung von Transparenz von Versorgungsstrukturen, der Legitimation von Behandlungsmöglichkeiten sowie einer Qualitätskontrolle durch ein Monitoring innerhalb des Behandlungsprozesses. Dies wird ermöglicht durch den Grundlagenvergleich der durchgeführten Behandlung (Was wird gemacht?) mit dem Soll-Wert (Was sollte im Sinne der Angemessenheit und Wirtschaftlichkeit gemacht werden?).

Damit erhält die Leitlinienformulierung einen kontrollierenden und steuernden Stellenwert im Gegensatz zur retrospektivischen Evaluation (Was wurde gemacht? Was hätte im Sinne der Angemessenheit und Wirtschaftlichkeit gemacht werden sollen?). *„Leitlinien sind systematisch entwickelte Entscheidungshilfen über die angemessene Vorgehensweise bei speziellen gesundheitlichen Problemen. Leitlinien stellen den nach einem definierten, transparent gemachten Vorgehen erzielten Konsens mehrerer Experten aus unterschiedlichen Fachbereichen und Arbeitsgruppen (ggf. unter Berücksichtigung von Patienten) zu bestimmten ärztlichen Vorgehensweisen dar." (http://www.uni-duesseldorf.de/AWMF/ll/llman-10.pdf)*

Es gibt zahlreiche Formen von Leitlinien, was zweifelsohne deren Übersichtlichkeit erschwert. Die Deutsche Diabetes Gesellschaft hat mehr als 20 Leitlinien veröffentlicht, die sich mit den unterschiedlichsten Aspekten dieser Erkrankung befassen (Diese Leitlinien finden sich unter der Internetadresse: http://www.uni-duesseldorf.de/awmf/ll/ll_057.htm). Für die Leitlinie zur Behandlung des Diabtes mellitus Typ 2 findet sich zum Thema Bewegung lediglich die Aussage: *„Zu den nicht-pharmakologischen Interventionen Schulung, Lebensstilveränderung, Ernährung und Bewegung liegen evidenzbasierte, endpunktbezogene, positive Ergebnisse vor."*

Die aktuell veröffentlichte Leitlinie zu Diabetes, Sport und Bewegung [Kemmer et al. 2008] nutzt diese Evidenz nur im bescheidenem Umfang, um das Thema Bewegung stärker in die Interventionsstrategien zur Prävention und Rehabilitation des Diabetes zu integrieren. Die Leitlinien sind zwar evidenzbasiert, aber sehr stark anwendungsorientiert und geben praxisnahe Hinweise zu potenziellen Risiken, die insbesondere für die insulinpflichtigen Diabetiker relevant sind. Sie sind deshalb gerade für die Planung und Durchführung von Bewegungsprogrammen sehr hilfreich.

Internationale Leitlinien

Auch im Rahmen der internationalen Leitlinien fristet das Thema Bewegung ein eher randständiges Dasein. So findet sich z.B. in der „Global Guideline for Type 2 Diabetes" (als PDF Dokument herunterzuladen unter http://www.staff.ncl.ac.uk/philip.home/IDF%20GGT2D.pdf) kein eigenes Kapitel zum Thema Bewegung. Allenfalls knappe Hinweise zur Thematik bietet das Kapitel „Lifetime Management" mit Formulierungen wie „Introduce physical activity gradually, based on the individual's willingness and ability, and setting individualized and specific goals" und „Encourage increased duration and frequency of physical activity (where needed), up to 30–45 minutes on 3–5 days per week, or an accumulation of 150 minutes of physical activity per week." [IDF-Guidelines, 22]. Dies wird in keiner Weise der Bedeutung des Themas gerecht. Obwohl Bewegung für das Krankheitsbild des Diabetes von spezifischer Bedeutung ist, wird von den großen amerikanischen Diabetesorganisationen in der Regel auf die allgemeinen „Physical Exercise Guidelines" verwiesen. Dazu wird meist auf die Vorgaben des American College for Sports Medicine (http://www.acsm.org) und der American Heart Association (http://www.americanheart.org.) verwiesen. Diese haben ihre Empfehlungen zur körperlichen Aktivität überarbeitet. Wesentliche Aspekte sind veränderte Dosierungsempfehlung und die größere Bedeutung des Krafttrainings. Für die Bewegungstherapie des Diabetes sind die folgenden Aspekte von Bedeutung:

- Es findet sich ein deutlicher Trend zur Dosissteigerung nach dem Motto „more is better …!"
- Anstelle der bisher empfohlenen 30 Minuten körperlicher Aktivität an den meisten Tagen der Woche lautet die Empfehlung nun 90 Minuten, und dies soll mindestens an fünf Tagen der Woche ausgeführt werden. Die American Diabetes Association (ADA) empfiehlt jedem Diabetiker, mindestens 150 Minuten pro Woche körperlich aktiv zu sein.
- Um das Körpergewicht zu halten, sollen mindestens 1200–2000 kcal pro Woche durch Bewegung verbraucht werden.
- Die Bedeutung von Alltagsbewegung für die Energiebilanz wird betont.
- Kleine Bewegungssequenzen von wenigen Minuten (short bouts), z.B. Treppensteigen, sind sehr nützlich.
- Krafttraining wird zu einem unverzichtbaren Bestandteil jedes gesundheitsorientierten Bewegungsprogramms.
- Krafttraining hat zwar keine unmittelbare Gewichtsreduzierung zur Folge, ist aber für den Erhalt der aktiven Muskelmasse unerlässlich.

Diese innovativen Empfehlungen sind in dem modularen Bewegungsprogramm ab Kapitel 8 bereits umgesetzt, die wissenschaftlichen Grundlagen dafür sind keineswegs neu.

5.9 Zusammenfassung

Fasst man die vorliegenden Studien zusammen, so lassen sich die eingangs gestellten Fragen beantworten:

Lässt sich durch körperliche Aktivität Diabetes vermeiden?: Menschen, die ausreichend körperlich aktiv sind, haben ein erheblich reduziertes Risiko, an Diabetes zu erkranken. Ausreichend heißt in diesem Falle mindestens 120–180 min pro Woche. Dies gilt gerade bei einer vorhandenen genetischen Veranlagung.

Kann durch körperliche Aktivität der Diabetes wieder zurückgeführt werden?: Körperliche Aktivität ist sehr gut geeignet, die diabetische Stoffwechselentgleisung zu normalisieren.

Lassen sich durch körperliche Aktivität die Spätfolgen des Diabetes vermeiden oder hinausschieben?: Das Risiko für diabetische Spätschäden sinkt mit der Erhöhung des Umfangs der körperlichen Aktivität.

Eine moderate Intensität wie z.B. beim Walken ist durchaus ausreichend [Sigal et al. 2004]. Die Wirkung des Trainings wird durch Elemente der Kräftigung noch beträchtlich gesteigert.

Es besteht nach wie vor ein krasses Missverhältnis zwischen den belegten positiven Effekten, die durch eine verstärkte körperliche Aktivität erreicht werden können und deren Nutzung in der Prävention und Therapie der Diabeteserkrankung. Ohne eine verstärkte Integration der Potenziale der Bewegung in die Diabetologie und in die Versorgung der Diabeteskranken lässt sich die bestmögliche Behandlung nicht umsetzen. Dazu bedarf es der Verbindung von Sportwissenschaft, der Medizin, aber auch der Verhaltenswissenschaft, um die notwendige Motivation zu schaffen. Im Fokus stehen dabei mehr und mehr Programme, die die Bewegung verstärkt in den Alltag integrieren [King et al. 1991; Marcus et al. 1998]. Empfehlungen, jeden Tag 30 Minuten zu gehen (Walking), finden eher Akzeptanz als Sport-empfehlungen [Dunn et al. 1999]. Das Sammeln von kleinen Bewegungseinheiten (*short bouts*; [Jakicic et al. 1995]) kommt den Lebensgewohnheiten der Menschen ebenfalls entgegen. Unterstützende Systeme wie Telefonkontakte sind zur Optimierung der Compliance hilfreich [Simkin-Silverman et al. 1998].

6 Warum ist Bewegung so wichtig?

G. Huber

6.1 Wirkmechanismen der körperlichen Aktivität bei Diabetes

Die intensive, schnelle und nachhaltige Wirkung regelmäßiger körperlicher Aktivität ist vor allem darauf zurückzuführen, dass sich mehrere einzelne Wirkmechanismen gegenseitig beeinflussen und verstärken. Die Abbildung 6.1 zeigt ein vereinfachtes Modell der potenziellen Wirkmechanismen.

Die Abbildung strukturiert auch die weiteren Ausführungen, die genauere Informationen zu den einzelnen Prozessen und Interaktionen liefern.

Bei der Analyse der Wirkung von bewegungstherapeutischen Interventionen bei Stoffwechselerkrankungen wie dem Diabetes steht naturgemäß die physiologische Dimension im Vordergrund. Dies erklärt sich aus den schon beschriebenen pathogenetischen Grundlagen des Diabetes. Das hier vorge-

stellte Programm ist allerdings auf eine mehrdimensionale Wirkung abgestellt (s. Abb. 6.2).

Wie jedes angemessen geplante, sporttherapeutische Programm orientiert es sich an einer umfassenden biopsychosozialen Wirkung und zielt auf folgende Dimensionen ab [vgl. Schüle, Huber 2004]:

⊿ Pädagogische Dimension: Hier geht es vor allem um die Vermittlung von Einstellungen und Wissen, welche notwendig sind, um ein möglichst selbstständiges und langfristiges Management der Diabeteserkrankung durch Bewegung zu ermöglichen.

⊿ Psychosoziale Dimension: Dazu gehört die Schaffung von Motivation und einer auch emotionalen Bindung an einen bewegungsorientierten Lebensstil.

⊿ Funktionelle Dimension: Alle Formen der körperlichen Aktivität sollten so ge-

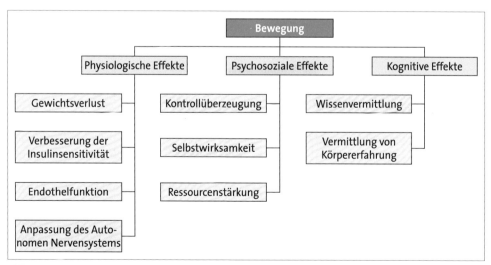

Abb. 6.1: Diabetesspezifische Wirkmechanismen der Bewegung

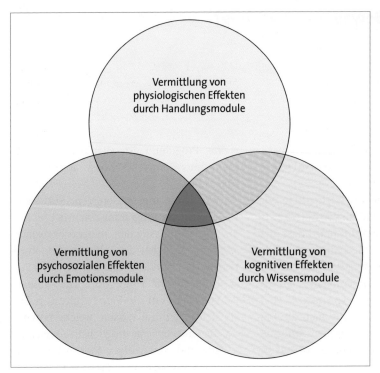

Abb. 6.2: Zusammen-
hang der Zielebenen
und der Modulstruktur
des Bewegungspro-
gramms

staltet werden, dass ein möglichst günsti-
ger Einfluss auf die Diabeteserkrankung
ausgeübt wird.

Die drei Dimensionen korrespondieren auch
mit den im praktischen Teil vorgestellten
Modulen zum Wissen, Emotion und Handeln. Auf die pädagogischen und die psychosozialen Dimensionen wird deshalb im
nächsten Kapitel ausführlicher eingegangen.
Bewegung hat zahlreiche positive Auswirkungen auf unterschiedliche biologische Systeme im Körper; hier konzentrieren wir uns
aber auf die diabetesspezifischen physiologischen Auswirkungen der körperlichen Aktivität.

**Physiologische und funktionelle
Wirkmechanismen**
Körperliche Aktivität spielt in der Behand-
lung des Diabetes deshalb eine besondere
Rolle, weil unmittelbar die pathologischen
Prozesse der Erkrankung beeinflusst werden.

Dabei greifen verschiedene physiologische
Prozesse ineinander. Eine anschauliche Zusammenfassung dieser Abläufe findet sich
bei Sigal et al. [2004]. Im Folgenden werden
diese in der Regel hochkomplexen physiologischen Abläufe auf ein praktikables Maß
vereinfacht, können aber immer noch als so-
lide Basis zum Verständnis des modularen
Programms dienen.

Körperliche Aktivität verursacht Energieverbrauch im Muskel. Diese Energie wird zunächst hauptsächlich durch das Glykogen,
die gespeicherte Form der Glukose, im Muskel abgedeckt, mit zunehmender Dauer werden jedoch Blutglukose und freie Fettsäuren
als Energielieferanten in dem Maße wichtiger, in dem das Muskelglykogen verbraucht
wird und zur Neige geht. Der Anteil der verbrauchten, d.h. verbrannten oder oxydierten
Kohlenhydrate wird mit steigender Belastung überproportional größer. Dieses System
wird von zahlreichen äußeren Faktoren beeinflusst, wie z.B. Alter, Geschlecht, Ernäh-

rungsweise und Trainingszustand, läuft aber im Prinzip immer ähnlich ab. Im Wesentlichen sind Intensität und Dauer der körperlichen Aktivität für den jeweils genutzten Energielieferanten entscheidend.

Eine wichtige Rolle für die Diabetesbehandlung spielt die Art und Weise, in der die Steuerung und Mobilisierung der Brennstoffe stattfindet. Dabei spielt Insulin eine entscheidende, weil steuernde Rolle. Die Produktion dieses Hormons beginnt, sobald der Körper Kohlenhydrate zu sich nimmt und Verdauungsbewegungen einsetzen. Insulin ist die einzige Substanz, die den Blutzuckerspiegel senken kann. Die Tagesproduktion von etwa zwei Gramm reicht für dieses Hormon vollkommen aus, um den Kohlenhydratstoffwechsel zu steuern. Dabei wird durch das Insulin eine Vielzahl von Aufgaben bewältigt, die bereits vorgestellt wurden. Da diese im Zusammenhang mit körperlicher Aktivität besonders wichtig sind, hier nochmals eine kurze Zusammenfassung:

- Insulin sorgt für den Transport von Glukose zu allen Körperzellen.
- Insulin steuert sowohl in der Leber und vor allem in den Muskelzellen die Ausschüttung von Enzymen, die für die Oxidation von Glukose und die Umwandlung von Glukose in Glykogen verantwortlich sind.
- Insulin sorgt für die Liponeogenese, die Glukose in Fett umwandelt.
- Dadurch verlangsamt Insulin den Fettabbau.
- Insulin steuert Wachstumsvorgänge.
- Insulin optimiert den Eintritt von Aminosäuren in die Zellen und unterstützt dadurch die Neubildung von Eiweißen.
- Insulin reduziert über Rückkopplungsmechanismen in der Pankreas die Sekretion von Glukagon.
- Insulin unterstützt die Versorgung der Zellen mit Mineralstoffen.

6.2 Einfluss der Bewegung auf diese Prozesse

Mit zunehmender Dauer der körperlichen Aktivität sinkt die Produktion des Insulins, gleichzeitig steigt die Ausschüttung von Glukagon, Katecholaminen und Cortisol. Es steht zu vermuten, dass der Energiemangel im Muskel über Rückkopplungsprozesse zu dieser Ausschüttung führt. Entsteht durch das Aufrechterhalten der muskulären Aktivität ein weiteres Energiedefizit, so wird durch weitere Glukagonausschüttung die Neubildung von Glukose in der Leber und der Niere, die sogenannte Glukoneogenese, angeregt. Diese sorgt unter anderem auch dafür, dass in längeren Hungerperioden das Gehirn Glukose zur Verfügung hat. Glukose ist der einzige von diesem biologischen System akzeptierte Energielieferant, was zumindest teilweise unseren manchmal sich suchtartig meldenden Bedarf an möglichst wenig verdünnten Kohlenhydraten in Form von Süßigkeiten erklärt. Allerdings gibt es keine Studien, die nachweisen, dass durch eine erhöhte Zuckerzufuhr die Denkleistung bedeutsam verbessert werden kann.

Diese endogene Glukoseproduktion steht in enger Verbindung mit der Aufnahme von Glukose in die Muskelzellen durch körperliche Arbeit. Dazu reicht schon eine durchschnittliche Belastung im mittleren Bereich, etwa leichtes Jogging oder Radfahren im Bereich von 15–20 km/h aus [Sigal et al. 2004]. Bei sehr intensiven Belastungen, die im Bereich von etwa 80% der maximalen Sauerstoffaufnahmekapazität (VO2 max) liegen, kann es durch diese Glukoneogenese für Typ-1-Diabetiker zu einer Hyperglykämie für mehrere Stunden kommen, da Insulin hier nicht wie bei gesunden Trainierenden innerhalb von einer Stunde den Blutglukoselevel wieder normalisieren kann [Larsen et al. 1997; Sigal et al. 2000].

Bei Typ-2-Diabetikern führen mittlere Belastungen zu einer Reduktion des Glukosespiegels. Ausgehend von einem krankheits-typischen Blutglukosespiegel nach einer Mahlzeit von 200 mg/dl reduziert sich dieser nach einer 45-minütigen Trainingseinheit in mittlerer Intensität um etwa 50 mg/dl. Überraschenderweise zeigt sich dieser Effekt nicht nur nach Ausdauerbelastungen, sondern auch nach einer intensiven Intervallarbeit [Larsen et al. 1997].

Eine Interventionsstudie von Kirwan et al. [2009] zeigte, dass körperliche Aktivität schon sehr schnell und nach kurzen Trainingseinheiten für eine erhöhte Insulinsensitivität sorgt. Es genügt schon ein 30-minütiges Ausdauertraining über sieben Tage, um den mit der CLAMP-Methode gemessenen Insulinmetabolismus zu optimieren.

Sehr deutlich reagiert der Fettstoffwechsel auf moderate Ausdauerbelastungen. Aufgrund der dauerhaften Energieanforderungen kommt es zu einer verstärkten Lipolyse. Dazu werden nicht nur Fette aus Fettzellen genutzt, sondern auch im Muskel eingelagerte Triglyceride.

Übergewichtige Typ-2-Diabetiker nutzen diese muskulären Triglyceride intensiver als gesunde Menschen, die dafür eher die freien Fettsäuren verbrauchen, wie es auch die schlanken Typ-2-Diabetiker tun.

Glukose in den Muskel erfolgt in drei Schritten [vgl. Sigal et al. 2004]. Jeder dieser drei Schritte wird durch körperliche Aktivität positiv beeinflusst (s. Tab. 6.1). Eine genauere Übersicht dieser Abläufe findet sich bei Richter [1996], Hespel et al. [1995] und Lund et al. [1995].

Während diese Prozesse weniger durch Insulin gesteuert, aber durch körperliche Aktivität optimiert werden, beeinflusst Bewegung auch die insulingesteuerten Abläufe [Kennedy et al. 1999]. Dabei verstärken sich die Wirkungen des Insulins und der Bewegung gegenseitig. Während Insulin in Ruhe und nach dem Training den nicht oxidativen Glukosestoffwechsel steuert, legt Bewegung den Schalter um für die Verbrennung der Kohlenhydrate und erhöht dadurch die Wirksamkeit des Insulins beträchtlich.

Die Zufuhr von Kohlenhydraten während der körperlichen Aktivität verbessert die Ausdauerleistungsfähigkeit. Entscheidend für die Verwertbarkeit sind die Menge, die Darreichungsform und der Zeitpunkt der Nahrungsaufnahme. Allerdings verlangsamt diese Zufuhr die endogene Produktion von Kohlenhydraten und die Lipolyse. Die Glukagonsekretion wird abgeschwächt und die Insulinproduktion verstärkt.

6.2.1 Körperliche Aktivität und Glukosetransport in die Zelle

Der für die therapeutische Wirkung der Bewegung bedeutsame verbesserte Eintritt von

6.2.2 Nachbrenneffekte der körperlichen Aktivität

Ein weiterer wesentlicher Aspekt zur Wirkung von Muskelaktivitäten ist der sogenannte

Tab. 6.1: Muskuläre Aktivität und Glukosetransport in die Zelle

Schritt	Wirkung der muskulären Aktivität
1. Anlieferung der Glukose	Optimierung des Blutflusses Verstärkte Kapillarisierung Öffnung von Barrieren
2. Transport durch die Zellmembran der Muskulatur	Verbesserter Transportmechanismus
3. Phosphorylierung der Glukose Diese dient der Energiegewinnung im Muskel.	Optimierung der intrazellulären Phosphorylierung der Glukose

Nachbrenneffekt im Anschluss an die eigentliche Aktivität. Dieser besteht im Wesentlichen darin, die durch Verbrauch entleerten Lager wieder aufzufüllen, insbesondere in den Muskelzellen und in der Leber. Der Körper speichert etwa 350 g Kohlenhydrate in den Muskeln und ca. 100 g in der Leber. Die verstärkte Glukoseaufnahme in den Muskel hält auch nach der Aktivität über die Umwandlung in Glykogen noch an. Dieser Prozess wird durch die Art und die Intensität der körperlichen Aktivität gesteuert: Je länger und je intensiver, desto länger sind auch die Nachbrenneffekte [vgl. Nader & Nader 2001].

Wie die Muskelzellen ist auch die Leber nach einer Belastung insulinsensitiver. Nach körperlicher Aktivität wird in der Leber verstärkt Glykogen resynthetisiert.

6.2.3 Langzeiteffekte der körperlichen Aktivität

Die oben genannten Effekte treten auch nach wenigen Trainingseinheiten auf. Wie aus zahlreichen anderen Studien bekannt, entfaltet körperliche Aktivität ihren vollen gesundheitlichen Nutzen besonders nach einem nachhaltigen und langfristigen Training. Dies gilt auch für den therapeutischen Mehrwert der Bewegung für den Diabetiker. In Abhängigkeit von der Intensität, der Dauer, der Frequenz und der Art des Trainings führt regelmäßiges Training zu spezifischen positiven Anpassungen.

Von diesen sind für die Diabetiker insbesondere jene von Bedeutung, die direkt den Glukosestoffwechsel beeinflussen. Zu diesen Langzeiteffekten zählen:

- Anpassung der Betazellen im Pankreas
- Positive Anpassung der Insulinsekretion durch Training
- Verbesserte Nutzung des Insulins
- Verbesserte Lagerkapazität für Glykogen
- Verbesserte Nutzung freier Fettsäuren für die Energiebereitstellung

Darüber hinaus profitieren sie auch von den zahlreichen weiteren gesundheitlichen Effekten, die spezifisch auf die bedrohlichen Spätfolgen des Diabetes Einfluss haben. Diese sind deshalb von besonderer Bedeutung, weil körperliche Aktivität die Erkrankungswahrscheinlichkeit in zweifacher Hinsicht minimiert. So besteht sowohl ein direkter Einfluss als auch ein indirekter über die genannten diabetesspezifischen Wirkmechanismen. Die Evidenz für diese Wirksamkeit ist sehr hoch [vgl. dazu die ausführliche Übersichtsarbeit von Pedersen & Saltin 2006]. Wesentliche Effekte sind:

- Reduzierter Blutdruck
- Reduzierte Blutfette
- Reduziertes LDL
- Erhöhtes HDL
- Reduktion des abdominalen Fettes
- Reduktion der Entzündungsmarker
- Verbesserung der Herzfunktion

Betrachtet man Wirkmechanismen körperlicher Aktivität und die sich daraus ergebenden Potenziale, so wäre ein Medikament mit nur annähernd vergleichbarer Wirkung geradezu als Wundermittel zu betrachten.

6.2.4 Körperliche Aktivität und autonomes Nervensystem

Eine bisher wenig beachtete Interaktion besteht zwischen den diabetesspezifischen Regulationsvorgängen des autonomem Nervensystems und der körperlichen Aktivität. Es wird davon ausgegangen, dass Diabetes, ähnlich wie der Bluthochdruck, von einer Dysfunktion des autonomen Nervensystems (mit)verursacht wird. Diese Dysfunktion beeinflusst den Glukosemetabolismus. Zahlreiche Studien belegen den positiven Einfluss der körperlichen Aktivität auf die Effektivität des autonomen Nervensystems. Dies wird meist indirekt durch die Herzfrequenzvariabilität oder durch die Erholungszeit quantifiziert. Da Studien zeigen, dass Bewegung auch unabhängig vom Gewichtsverlust hocheffektiv ist, spricht vieles dafür, dass dieser bisher nicht geklärte positive „residuale" Effekt der Bewegung über die optimierte Anpassung des autonomen Nervensystems geschieht. Eine Übersichtsarbeit dazu wurde von Carnethon und Craft [2008] veröffentlicht.

6.2.5 Entzündungshemmung und körperliche Aktivität

Epidemiologische Untersuchungen zeigen, dass Inflammationsmarker bei Menschen, die körperlich aktiv sind, signifikant niedriger sind [vgl. Autenrieth et al. 2009]. Dies wird als wichtiger Wirkmechanismus der positiven Effekte der Bewegung bei allen kardiovaskulären Erkrankungen betrachtet. Betrachtet man aber die Spätschäden des Dia-

betes, so werden diese durch entzündliche Prozesse in den Gefäßen ausgelöst und begleitet. Die antiinflammatorische Wirkung der Bewegung muss deshalb auch als ein antidiabetischer Wirkmechanismus betrachtet werden. Allerdings liegen dazu noch keine belastbaren Studien vor.

6.3 Psychosoziale und kognitive Effekte

Bewegung stellt richtig eingesetzt eine tatsächliche biopsychosoziale Intervention dar, die die eingangs genannten drei Dimensionen miteinander verbindet. Auf die dabei entstehenden psychosozialen und kognitiven Effekte soll im nächsten Kapitel eingegangen werden, da diese eine entscheiden Grundlage für die Programmgestaltung spielen.

7 Diabetes und Deltaprinzip: Grundlagen des modularen Bewegungsprogramms

G. Huber

Das Diabetes-Bewegungsprogramm baut auf einem Ansatz auf, der ursprünglich zur Gewichtskontrolle entwickelt wurde. Damit sollen Menschen mit Übergewicht in die Lage versetzt werden, über zusätzliche Bewegung selbstständig das Normalgewicht anzusteuern oder gar zu erreichen. Dieser Ansatz, das Deltaprinzip [Huber 2009] ist keine zeitlich limitierte Intervention oder eine der vielen Diäten und eines der sonstigen Gewichtsreduzierungsprogramme. Das Deltaprinzip sollte die betreffenden Menschen dauerhaft, am besten ein Leben lang, begleiten.

Auch der Diabetiker muss seinen Energieverbrauch und seine Energieaufnahme autonom steuern und den besonderen Bedingungen der Erkrankung anpassen. Während es beim Übergewicht „nur" um die Verbesserung der Energiebilanz durch Bewegung geht, hat die Bewegung für den Diabetiker, wie in Kapitel 6 gezeigt wurde, zahlreiche weitere positive Effekte. Aus diesem Grunde lassen sich viele „Konstruktionsmerkmale" des Deltaprinzips hier sinnvoll nutzen.

Dieses Kapitel liefert nun die Grundlagen, um selbstständig oder in Kursangeboten, in ambulanten oder stationären Rehabilitationseinrichtungen das Deltaprinzip für den Diabetiker umsetzen zu können. Dazu können die Einzelbausteine des Programms, die Module, in der vorgeschlagenen Art und Weise eingesetzt werden, es ist aber auch möglich, die Reihenfolge zu verändern oder einzelne Module herauszugreifen.

In Kombination mit den zu trainierenden Inhalten werden verschiedene Grundprinzipien benutzt, die sich innerhalb etablierter gesundheitspsychologischer Konzepte bewährt haben. Es hat sich gezeigt, dass eine multidisziplinäre Nutzung für den langfristigen Erfolg von Bewegungsprogrammen eine wichtige Voraussetzung darstellt.

Die Entstehung des Diabetes Typ 2 und das Leben mit dieser Erkrankung ist ein komplexes Problem. Die einfache Empfehlung, sich mehr zu bewegen, oder die Empfehlungen auf der Basis simpler Trainingskonzepte sind hier nicht ausreichend. Bevor auf die einzelnen Ziele und dann im Kapitel 8 auf die eigentlichen Module eingegangen wird, ist es für die verantwortliche Durchführung des Bewegungsprogramms sinnvoll, die wesentlichen Grundlagen der Modulkonstruktion für das Deltaprinzip Diabetes zu klären.

7.1 Zielsetzungen der Diabetesbehandlung und des Programms

Für jeden Diabetiker bildet körperliche Aktivität das wichtigste Steuerungselement, um selbstständig das Gleichgewicht zwischen Ernährung und Bewegung und insbesondere seinen Kohlenhydratstoffwechsel zu kontrollieren. Betrachtet man die übergeordneten Ziele jeder präventiven und therapeutischen Intervention des Diabetes, so wird dies deutlich. Die Ziele sind:

- Vermeidung der Entwicklung des Diabetes aus den Vorstufen der gestörten Glukosetoleranz
- Normalisierung des Blutzuckerspiegels
  - Blutzucker vor dem Essen 80–120 mg/dl
  - Blutzucker nach dem Essen 80–160 mg/dl
  - Kein Zuckernachweis im Urin

◢ Vermeidung von Spätfolgen
- – Langzeitmarker HbA_{1c} unter 7%
- – Normalgewicht
- – Normaler Blutdruck < 140/90 mm/Hg

◢ Herstellung und Erhalt einer möglichst hohen Lebensqualität

Diese Ziele sind nur durch eine deutliche Steigerung des Bewegungsumfangs zu erreichen.

Navigationssysteme, wie sie in fast jedem Auto zu finden sind, benötigen immer die Signale von mindestens drei Satelliten, um eine Position auf dem Globus eindeutig bestimmen zu können. (Die Signale decken einen kreisförmigen Sektor ab, zwei Kreise ergeben zwei Schnittpunkte, deshalb ist der dritte Satellit notwendig!) Diese Forderung nach drei Perspektiven gilt auch für das **Deltaprinzip Diabetes** (s. Abb. 7.1). Zur Orientierung benutzen wir drei „Satelliten":

1. Wissen
2. Handeln
3. Emotion

Deshalb sind dies nicht nur die absoluten Ziele, sondern sie bilden auch die Orientierungspunkte, mit deren Hilfe die eigene Lebensführung selbstständig kontrolliert und gesteuert werden kann. Die Ziele dieser Lebensführung sind zwar schon lange bekannt, werden aber zu wenig umgesetzt. So zeigen die epidemiologischen Zahlen in Kapitel 3, dass es nur sehr wenigen Menschen gelingt, diese Ziele zu erreichen. Daraus ergibt sich die Forderung nach einem solchen Navigationssystem.

Tatsächlich ist die entscheidende Frage die nach dem richtigen Weg. Um diesen zu finden, nutzt das Deltaprinzip Diabetes die Erkenntnisse der Medizin, der Sportwissenschaft und der Gesundheitspsychologie. Die wichtigsten methodischen Schritte sind dazu:

1. In Bewegung bringen (Handeln)
2. Vermittlung von Wissen (Wissen)
3. Erhöhung des Umfangs körperlicher Aktivität
4. Schaffung einer langfristigen Bindung an körperliche Aktivität (Emotion)
5. Eigenverantwortliches „Diseasemanagement" in den drei Bereichen Ernährung, Medikation und Bewegung

Mit dem Deltaprinzip Diabetes werden die Fähigkeiten, Fertigkeiten und Kenntnisse vermittelt, die notwendig sind, um selbstständig und langfristig mit körperlicher Aktivität den Glukosestoffwechsel zu kontrollieren und zu steuern. Somit folgt das Deltaprinzip Diabetes dem biopsychosozialen Ansatz der WHO (vgl. dazu die ICF-Klassifikation).

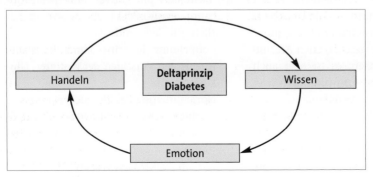

Abb. 7.1: Deltaprinzip Diabetes

7.1.1 Der erste Schritt: In Bewegung bringen

*Selbst die Reise zum Mond
beginnt mit einem Schritt.
Chinesische Weisheit*

Alle Aktivitäten bauen darauf auf, dass die Teilnehmer den Erfolg, die Wirksamkeit des Deltaprinzips Diabetes wahrnehmen und diesen auf ihre eigenen Aktivitäten zurückführen. Dies wirkt motivierend und selbstwertstabilisierend und gibt dem Teilnehmer Schritt für Schritt die Kontrolle über etwas zurück, was für ihn unkontrollierbar erschien: seinen Blutzuckerspiegel. Deshalb bildet dieses Ziel das Fundament für alle weiteren Interventionsschritte. Die besonderen Bedingungen des Diabetes schaffen eine günstige Basis. Die Aufnahme körperlicher Aktivität hat unmittelbaren Einfluss und zeigt sehr schnell nachweisbare Wirkung. Während z.B. für eine spürbare Gewichtsreduzierung von etwa 10% des Ausgangsgewichts mindestens sechs Monate notwendig sind, hat der Diabetiker schnell einen signifikanten Zugewinn an Gesundheit, der sich auch an messbaren Parametern wie dem Blutzucker ablesen lässt. Es sollte berücksichtigt werden, dass gerade bei Menschen mit einem erhöhten BMI > 30 sehr komplexe Verursachungsmuster zu finden sind. In dieser Phase sollte konsequent darauf geachtet werden, dass die Erhöhung des Verbrauchs durch körperliche Aktivität nicht durch erhöhte Energiezufuhr kompensiert wird. Es steht zu vermuten, dass dies die Ursache für das Scheitern von verschiedenen bewegungsorientierten Konzepten darstellt.

Es muss deshalb klargemacht werden, dass nur der angemessene Verbrauch von zugeführter Energie für eine optimale Stoffwechselbilanz entscheidend ist. Eine begleitende Reduktion der Energiezufuhr ist selbstverständlich hilfreich, um diese wichtige Phase erfolgreich zu gestalten. Gerade in dieser Phase ist es notwendig, die sinnvolle Balance zwischen Wissen, Handeln und Emotionen zu finden. Eine einfache Gleichung erleichtert das Finden des Verhältnisses zwischen Wissen, Handeln und Emotion:

In Bewegung bringen

Konkretes Handeln in Form von körperlicher Aktivität vermittelt Emotionen und öffnet den Teilnehmer für den Wissenserwerb. Dieses **Wissen verstärkt die Motivation zum Handeln.**

Es ist also günstig, mit einer möglichst niedrigschwelligen Bewegungsaktivität zu beginnen. Die Aufzählung der Module folgt dieser Logik, da die Vermittlung von Freude an der Bewegung die Voraussetzung zur Schaffung der längerfristigen Motivation für eine Verhaltensänderung hin zu einem aktiven Lebensstil bildet.

Um Bewegung langfristig in den Lebensstil zu integrieren, ist es notwendig zu analysieren, **welche Nutzerbarrieren für eine ausreichende körperliche Aktivität bestehen und wie diese zu überwinden sind.** Dabei ist zu differenzieren zwischen den individuellen Nutzerbarrieren, wie sie typischerweise in Aussagen wie „keine Zeit" oder „keine Lust" zum Ausdruck kommen, und strukturellen Nutzerbarrieren, wie z.B. fehlende Ausrüstung oder vermeintlich fehlende Sportstätten. In der Regel stehen solche verhaltensbezogenen und kognitiven Hindernisse („Wieso soll ich mich überhaupt bewegen?") im Vordergrund.

Körperliche Aktivität kann man im Gegensatz zur Nahrungsaufnahme aus dem individuellen Lebensstil weitgehend ausblenden und vermeiden. Es ist deshalb zunächst schwieriger, einen Einstieg zu finden, da bisheriges Verhalten nicht nur einfach umstrukturiert werden muss, sondern oft überhaupt erst das Bewusstsein für die Notwendigkeit der körperlichen Aktivität geschaffen werden muss. Das Verständnis des Deltaprinzips bildet daher die Voraussetzung, um dieses Ziel anzusteuern. Erst wer die Notwendigkeit der körperlichen Aktivität erkannt hat, wird bereit sein, bestehende Nutzerbarrieren zu suchen und zu beseitigen. Ein wichtiges Werkzeug dazu ist das Bewegungstagebuch (auf der beiliegenden ⊘). Mit dessen Hilfe können folgende Aspekte überprüft werden (eine genaue Anweisung liefert das entsprechende Modul):

◢ Wie hoch ist der individuelle Gesamtumfang der körperlichen Aktivität?

◢ Zu welchen Gelegenheiten lässt sich mehr körperliche Aktivität integrieren?

◢ Wie hoch ist die Differenz zwischen der tatsächlichen und dem notwendigen Umfang der körperlichen Aktivität?

Die Analyse muss mit einer möglichen Lösungsstrategie verbunden werden. Dabei helfen sowohl geeignete Kommunikationsformen (siehe Modul E 9) als auch die grundsätzliche Akzeptanz, dass die Umsetzung des Deltaprinzips eher durch flexible Richtlinien als durch ein extrem starres Regelwerk zu verwirklichen ist. Hierzu sind auch die Vorschläge in den folgenden Modulen als zentrale Bausteine anzusehen.

7.1.2 Entwicklung einer tragfähigen Umsetzung des Deltaprinzips Diabetes in den individuellen Lebensstil

Es gelingt vielen Diabetikern, zeitlich begrenzt die körperliche Aktivität zu erhöhen. Es gelingt aber nur sehr wenigen, dieses auch langfristig beizubehalten. Dafür sind die individuellen Präferenzen und Gewohnheiten zu berücksichtigen. Besonders günstig ist hierfür die Zuwendung zu einer Bewegungsaktivität, die von sich aus durch Spaß oder soziale Unterstützung motivationale Power entwickelt und das Motiv Gewichtsabnahme

in den Hintergrund drängt. Nahezu alle Module arbeiten auf diese Zielsetzung hin. Eine besondere Rolle spielen hierfür die Empfehlungen, die sich aus der Nutzung der diabetesspezifischen Bewegungspyramide ergeben (siehe Module und die beiliegende ⊘).

7.1.3 Langfristige und konsequente Integration des Deltaprinzips in den individuellen Lebensstil

Von Jean Piaget stammt das Zitat: „Jeder gute Pädagoge arbeitet an seiner Entbehrlichkeit." Dies kennzeichnet die Perspektive, aus der heraus das Ziel der anhaltenden Umstellung des Lebensstils angesteuert werden soll. Alle Module dienen letztendlich dem Ziel, durch körperliche Aktivität die Stoffwechselsituation erfolgreich zu kontrollieren und zu steuern. Ein wesentliches Kriterium für die erfolgreiche Nachhaltigkeit und damit die eigentliche Wirksamkeit ist die Integration der steuernden Interventionen in den individuellen Lebensstil. Nur wenn es gelingt, das Deltaprinzip Diabetes zu einem quasi *unbewussten, nahezu automatisierten* Teil des Lebensstils zu machen, ist das Konzept erfolgreich. Dabei fällt zusätzlich ein ganzes Bündel von positiven gesundheitlichen Effekten der Bewegung ab, welches weit über die eigentliche Diabeteserkrankung hinausgeht. Diese Effekte nehmen wir sehr gerne in Kauf.

Im weiteren Verlauf des Kapitels werden die für das Verständnis des Moduls notwendigen Überlegungen vermittelt.

7.2 Grundregeln und ihre gesundheitspsychologischen Grundlagen

Der Frage nach den Faktoren, die die Aufnahme und Beibehaltung von regelmäßiger körperlicher Aktivität aus gesundheitlichen Gründen steuert, wurde inzwischen zu einer zentralen Frage in den Gesundheitswissenschaften und wurde insbesondere mit gesundheitspsychologischen Arbeiten beantwortet.

Eine Übersicht der verschiedenen Studien zur Analyse der für den Bewegungsbereich relevanten und determinierenden Faktoren [vgl. Huber 1999 & 2004] zeigt eine starke Orientierung an den wichtigsten gesundheitspsychologischen Konstrukten. So stützen sich diese Arbeiten auf die „Theory of Reasoned Action"/Theorie der Handlungsveranlassung [vgl. Ajzen & Fishbein 1977 & 1980; Ajzen 1985] und das Health Belief Modell.

Aus der Perspektive dieser beiden Modelle lassen sich Erfolg versprechende Konsequenzen für die Umsetzung des Deltaprinzips Diabetes ziehen. Diabetiker werden ihr Bewegungsverhalten nur dann ändern, wenn drei verschiedene Komponenten zusammenwirken [vgl. Schwarzer 1994]:

1. Sie müssen die schwerwiegenden Gesundheitsbedrohungen erkennen, die von ihrer Diabeteserkrankung ausgehen.
2. Sie müssen davon überzeugt werden, dass die Erhöhung der körperlichen Aktivität für sie persönlich eine wirksame Handlungschance darstellt.
3. Sie müssen die Erhöhung der körperlichen Aktivität als wirksame Maßnahme zur Kontrolle und Steuerung des Blutzuckers und damit auch zur Reduzierung der Gesundheitsrisiken erkennen.

Die in diesen Modellen vereinigten Dimensionen der wahrgenommenen Bedrohung, der Schwere der Erkrankung sowie des wahrgenommenen Nutzens werden ergänzt durch die Reduzierung der bestehenden Barrieren zur Erhöhung der körperlichen Aktivität. Sie eignen sich in besonderer Weise, um handlungsleitende Faktoren zur Umsetzung des Deltaprinzips Diabetes abzubilden.

Das Modell der Selbstwirksamkeitserwartung
Dieser Ansatz beruht auf der von Bandura [1986] formulierten Theorie des sozialen Lernens. Bandura geht davon aus, dass Selbstwirksamkeit entweder aufgrund eigener Erfahrung oder aufgrund der Modellwirkung anderer Menschen erlernt werden kann. Die wahrgenommene Selbstwirksamkeit beeinflusst gerade dann das Verhalten von übergewichtigen Menschen, wenn sie vor der Entscheidung stehen, ob sie körperlich aktiv werden sollen. Die wahrgenommene Selbstwirksamkeit ist entscheidend,

◢ ob eine Person damit beginnt, körperlich aktiv zu werden,

◢ bei welchem Grad von auftretenden Schwierigkeit (schlechtes Wetter, keine Lust) aufgegeben wird,

◢ ob es der Person gelingt, langfristig und regelmäßig den nach dem Deltaprinzip notwendigen Umfang von körperlicher Aktivität beizubehalten.

Im Sinne dieser Theorie ist die Erhöhung der körperlichen Aktivität für den Diabetiker als die Aufgabe zu betrachten, die es zu bewältigen gilt. Dabei ist zu differenzieren zwischen der Selbstwirksamkeitserwartung vor der Handlung („Schaffe ich das überhaupt?") als sehr subjektiv orientierter Komponente und der Erwartung des Handlungsergebnisses („Lohnt es sich für mich?"), welche eher objektiv geprägt ist. Erst die Erwartung, dass durch eigenes Handeln eine erfolgreiche und dauerhafte Kontrolle des Blutzuckerspiegels erreicht werden kann, lässt aus Einsicht und Überzeugung tatsächliches Handeln werden. Die Kompetenzerwartung, die Möglichkeit, Selbstwirksamkeit zu erfahren, spielt in diesem Kontext eine zentrale Rolle.

Ansatz der Kontrollüberzeugungen. In zahlreichen Untersuchungen konnte gezeigt werden, dass die Annahme, selbst für die eigene Gesundheit verantwortlich zu sein, die sogenannte internale Kontrollüberzeugung, die Wahrscheinlichkeit erhöht, dass sich die Menschen gesünder verhalten, da sie sich eben selbst dafür verantwortlich fühlen. Es ist davon auszugehen, dass auch für Diabetiker durch die Erhöhung der körperlichen Aktivität die gesundheitsbezogenen Kontrollüberzeugungen optimiert werden können. Einer solchen Einstellungsänderung im Sinne der schon erwähnten Kompetenzerwartung kommt im Hinblick auf eine langfristige Bindung an das Deltaprinzip Diabetes eine Schlüsselfunktion zu. Dazu muss aber zuerst die Einstiegsmotivation geschaffen werden.

Soziale Unterstützung. Die Rolle der sozialen Unterstützung im Zusammenhang mit gesundheitsorientiertem Verhalten ist unbestritten [vgl. Huber 2004]. Die ursprüngliche Grundannahme einer grundsätzlich positiven Korrelation nach dem Muster „Je mehr soziale Unterstützung, desto besser die Gesundheit" zeigte sich umso weniger haltbar, je mehr in diesem Bereich geforscht wurde. Es besteht inzwischen Einigkeit darüber, dass gerade chronisch kranke Menschen soziale Unterstützung nur dann als hilfreich empfinden, wenn sie hilfreich im Sinne der Krankheitsbewältigung ist. Die Motivstruktur auf die Frage nach dem Warum der körperlich und sportlich aktiven Menschen zeigt, dass soziale Kontakte ein wesentliches Motiv für die langfristige Bindung sind.

Diese gesundheitspsychologischen Überlegungen haben sich als durchaus tragfähig für die konzeptionelle Entwicklung von Bewegungsprogrammen erwiesen [Huber 1999 & 2004]. Auch für dieses Programm führt es zu folgenden Grundregeln, die für nahezu alle Module das didaktische Grundgerüst bilden. In den einzelnen Modulen finden sich dazu die methodischen Hinweise.

◢ Vermittle Wissen über die potenzielle Gesundheitsbedrohung, die von der Diabeteserkrankung ausgeht.
◢ Vermittle die Überzeugung, dass die Erhöhung der körperlichen Aktivität für den Diabetiker eine protektive Handlungschance darstellt.
◢ Vermittle die Erkenntnis, dass die Erhöhung der körperlichen Aktivität ein wirksames Mittel zur Kontrolle des Blutzuckerspiegels und damit auch zur Reduzierung der Gesundheitsrisiken darstellt.
◢ Vermittle Selbstwirksamkeit, sodass der Diabetiker von der Wirksamkeit und der Machbarkeit des Programms überzeugt ist.
◢ Vermittle die Einstellung, dass die Kontrolle des Blutzuckers nur internal, das heißt von der Person selbst durchgeführt und verantwortet werden muss.
◢ Vermittle die Art von sozialer Unterstützung, die vom Diabetiker als hilfreich empfunden wird.

Salutogenese und Deltaprinzip Diabetes. Eine besondere Stellung innerhalb der gesundheitspsychologischen Modelle nimmt der Ansatz der Salutogenese ein. Dieser von dem israelischen Medizinsoziologen Antonovsky begründete Ansatz beschäftigt sich mit der Frage, wie trotz vieler krankmachender Umgebungsvariablen ein möglichst hohes Maß an Gesundheit entstehen kann. Damit wird die klassische pathogenetische Perspektive der Medizin (Wie entsteht Krankheit?) ergänzt und erweitert.

Salutogenesemodell

Antonovsky vergleicht das Leben mit dem Schwimmen in einem Fluss, der unaufhaltsam einem Wasserfall, dem Tode zustrebt. Die Aufgabe besteht darin, möglichst lange den unvermeidbaren Hindernissen und Strudeln des Lebens zu widerstehen. „Lerne schwimmen im Fluss des Lebens" lautet die Aufgabe. Dies gelingt durch individuelle Ressourcen, die es zu aktivieren gilt. Dazu bedarf es des Kohärenzsinns. Damit meint Antonovsky ein umfassendes persönlichkeitsspezifisches Konstrukt, welches eine Sichtweise charakterisiert, die Antonovsky [1993, 1974] mit dem deutschen Wort Weltanschauung beschreibt. Diese setzt sich aus drei Komponenten zusammen:

▲ **Verstehbarkeit**
Damit ist das umfassende Gefühl gemeint, subjektiv bedeutsame Dinge zu verstehen. Der Diabetiker muss erkennen, dass die Erkrankung zwar schmerzlos ist, er aber mit massiven Spätfolgen rechnen muss. Er muss die wesentlichen Krankheitsprozesse verstehen.

▲ **Bedeutsamkeit**
Darunter versteht Antonovsky die Sinnhaftigkeit des Lebens und der subjektiv bedeutsamen Lebensumstände. Der Diabetiker muss um die Bedeutung der Bewegung für den Umgang mit seiner Krankheit wissen. Dazu gehört das sogenannte „Effektwissen".

▲ **Handhabbarkeit**
Dies beschreibt die Tatsache, dass eine Person über Handlungsmöglichkeiten verfügt, um individuelle Probleme zu bewältigen und Schwierigkeiten zu überwinden. Der Diabetiker muss die Möglichkeiten kennen, wie er seinen Bewegungsumfang erhöhen kann. Dazu gehört das „Handlungswissen".

Das Salutogenesemodell liefert weitere Anknüpfungspunkte zu dem vorgestellten operationalen Konzept. So vermittelt sich die Verstehbarkeit über Wissen, die Handhabbarkeit über das konkrete Handeln und die Bedeutsamkeit über die psychosoziale Komponente.

In diesem Sinne ist das Deltaprinzip Diabetes als ein ausgesprochener salutogenetischer Ansatz zu betrachten. Es ist das Ziel des Programms, den Teilnehmern

1. die notwendigen Ressourcen zu liefern,
2. den Kohärenzsinn so weit zu stärken, dass diese Ressourcen auch genutzt werden können.

Wie vollzieht sich die Verbindung zwischen den genannten Grundregeln und der Durchführung der Bewegungsaktivitäten? Dies wird genauer in den Modulen vorgestellt. Zuvor ist es jedoch notwendig, eine weitere Strukturierungshilfe einzuführen. Jede körperliche Aktivität, die als Intervention mit gesundheitlichen Zielen geplant und durchgeführt wird, lässt sich in drei „Wirkdimensionen" (s. Abb. 7.2) aufteilen [vgl. Huber 2004].

Die funktionelle Dimension stützt sich auf das (Bewegungs-)Handeln, die pädagogische Dimension auf die Vermittlung von Wissen und die psychosoziale Dimension auf die damit verbundenen Einstellungen und Emotionen.

Daraus ergibt sich die Interaktion der schon vorgestellten Satelliten des Navigationssystems von **Wissen**, **Handeln**, **Emotionen**.

Abb. 7.2: Wirkdimensionen der Bewegungstherapie

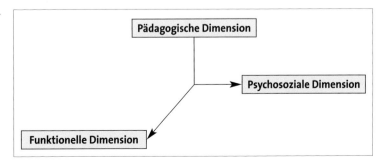

Dies entspricht der Differenzierung von Lernzielen auf den drei Ebenen:

◿ Kognitive Lernziele
◿ Motorische Lernziele
◿ Affektive Lernziele

7.3 Wissen

„Es ist der Geist, der sich den Körper baut", so das bekannte Zitat von Friedrich Schiller aus seinem Drama „Wallenstein". Als Sportwissenschaftler muss man natürlich heftig widersprechen. Wir können unsere Fitness leider nicht durch bloßes geistiges Trainieren schaffen. Allerdings bilden Faktoren wie Wissen und bestimmte kognitive Einstellungen die Grundlage, ohne die ein körperliches Training langfristig nicht erfolgreich ist. Dies gilt in besonderem Maße für alle Diabetiker.

Wissen ist auch eine der wichtigsten Gesundheitsressourcen im Ansatz der Salutogenese. Hier ist es das spezifische Wissen, über welches ein Mensch bezüglich der Diabetesproblematik verfügt. Auch vor dem Hintergrund der anderen Modelle ist die Wissensvermittlung eine wichtige Komponente. Für das Verständnis des Deltaprinzips und die diabetesspezifische Umsetzung sind differenzierte Wissensbestände notwendig. Auch da-

rum scheint es sinnvoll, der Wissensvermittlung einen besonderen Stellenwert einzuräumen. Häufig wird in gesundheitsorientierten Bewegungsprogrammen davon ausgegangen, dass Wissen entweder schon vorhanden oder „implizit", quasi von alleine, über die Bewegungsaktivität vermittelt wird. Betrachtet man Wissen als „… die Gesamtheit der Kenntnisse und Fähigkeiten, die Individuen zur Lösung von Problemen einsetzen" [Probst et al. 1997, 44], so wird deutlich, dass Menschen mit chronischen Erkrankungen wie dem Diabetes Typ 2 sehr häufig weder über die Kenntnisse noch über die Fertigkeiten verfügen, um die damit verbundenen Probleme zu lösen. Die Basis des Wissens sind auch in diesem Fall Daten und Informationen. Es ist geradezu typisch für Kommunikationssituationen im medizinischen Kontext, dass lediglich Daten oder höchstens Informationen weitergegeben werden, in der Hoffnung, daraus würde sich beim Patienten das individuelle Wissen quasi von selbst konstruieren. So erhält ein Betroffener die Daten: „Ihr HbA$_{1c}$-Wert beträgt 8,4%." Diese Datenübertragung wird durch die ergänzende Mitteilung: „Das ist nicht so gut" zu einer Information. Bis daraus nutzbares Wissen entsteht, welches eine tragfähige Grundlage für langfristige und wirksame Veränderun-

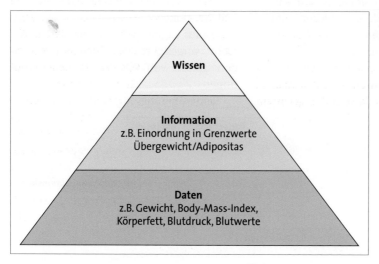

Abb. 7.3: Aus Einzeldaten zum spezifischen Wissen

Wissen

Information
z.B. Einordnung in Grenzwerte
Übergewicht/Adipositas

Daten
z.B. Gewicht, Body-Mass-Index,
Körperfett, Blutdruck, Blutwerte

gen bietet, sind noch einige weitere Schritte notwendig.

Ein mögliches Zusammenspiel zur Entstehung von Wissen aus Daten zeigt die Abbildung 7.3.

Wissen stützt sich fast immer auf Daten und Informationen, während diese jedoch neutral sind, ist das Wissen in der Regel an die Person gebunden. Die Aufgabe besteht darin, aus Daten über Informationen und körperliche Aktivität Wissen entstehen zu lassen, welches geeignet ist, eine Verhaltensänderung einzuleiten.

◿ **Daten** sind ohne Kontext nicht zu verstehen und nahezu beziehungslos. Bedeutung erhalten sie erst, wenn sie zueinander und zu weiteren Daten in Beziehung gesetzt werden. Daraus werden dann

◿ **Informationen**: Diese stellen ein erstes Verständnis der Beziehungen zwischen den Daten her, geben aber keinen Hinweis darauf, wie sich diese über die Zeit entwickeln. Informationen sind deshalb statisch und stark abhängig vom jeweiligen Kontext. Informationen geben meist definitorische Auskunft über **was, wo, wann und wer**.

◿ **Wissen** (*knowledge*) beruht darauf, die Informationsmuster und Strukturen zu verstehen, die hinter den Informationen verborgen sind. Dazu gehört auch die Einschätzung der persönlichen Bedeutung („Warum ist das für mich wichtig?"). Wissen ist die Antwort auf die Frage nach dem **wie**, umfasst also Strategien, Praxis und Methoden. Da es auch zeitliche Abläufe erfasst und in gewissem Maße ganzheitlich ist, erlaubt es auch gewisse Voraussagen.

Die erweiterte Form des Wissens, die **Weisheit**, erkennt ihrerseits die Muster des Wissens. Sie analysiert Strukturen, findet überdauernde Wahrheiten, fundamentale Prinzipien, Einsichten und Moral. Deshalb ist auch der Weg zur Weisheit für den Diabetiker der richtige.

Aus dieser Perspektive wird deutlich, dass in der Ansprache von chronisch kranken Menschen, wie den Diabetikern, gerade die Wissensvermittlung häufig ungenügend ist. Es wird von einer Art Automatismus ausgegangen, der bei den Teilnehmern von Programmen aus der Vermittlung von Daten und Informationen Wissen entstehen lässt, welches dann auch noch individuell verwertbar ist. Für die langfristige Veränderung von Überzeugung und Einstellung ist jedoch die Vermittlung oder besser die Herstellung von Wissen eine entscheidende Grundlage.

Eine weitere Unterscheidung trifft die Wissenschaft des Wissens zwischen dem **Effektwissen** und dem **Handlungswissen**. Diese Differenzierung ist gerade für die gesundheitsbezogene Kommunikation von großer Bedeutung. So kann man Handlungswissen teilweise mit dem sportwissenschaftlichen Begriff der Fertigkeiten gleichsetzen. Der Erwerb von Handlungswissen ist in der Regel mit konkreter körperlicher Erfahrung, Übung und Training verbunden. Körperliche und sportliche Aktivitäten sind diesem Bereich zuzuordnen [vgl. Jarz 1997]. Während sich das Handlungswissen durch „Gewusst wie!" charakterisieren lässt, kennzeichnet das Effektwissen eben das sichere Wissen um das konkrete Ergebnis des Handelns. Die Kombination aus fehlendem Handlungswissen und fehlendem Effektwissen sind ein sehr fruchtbarer Boden für körperliche Inaktivität. Wer nicht weiß, wie er etwas tun soll und auch den möglichen Effekt der Handlung nicht kennt, wird sich auch nicht bewegen.

Reine Trainingsprogramme ohne geeignete Wissensvermittlung sind deshalb zum Scheitern verurteilt. Dies gilt besonders für Bewegungsprogramme, da hier eine wechselseitig bedingte Verstärkung von Effektwissen und Handlungswissen stattfindet. Über das Handeln, die körperliche Aktivität, wird Effektwissen erlebt und erfahren. Dies erhöht die Wahrscheinlichkeit für weitere Handlungen (s. Abb. 7.4).

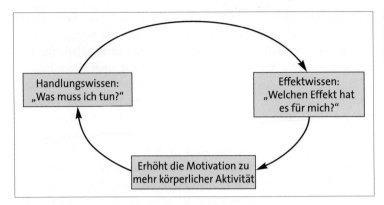

Abb. 7.4: Wechselseitige Verstärkung von diabetesspezifischem Effektwissen und Handlungswissen

Wissensvermittlung

In den im weiteren Verlauf vorgestellten Modulen finden sich Anregungen und Hinweise, wie die Wissensvermittlung durchgeführt werden kann. Dabei folgen wir einer übergeordneten Struktur, die wie folgt aussieht:

◢ **Wissensidentifikation**

Es muss zunächst festgestellt werden, was die Gruppe oder die Einzelperson bereits weiß, um die Aspekte anzusprechen, die als besonders relevant für die Gewichtsregulation angesehen werden müssen. Dies ist deshalb wichtig, weil mit diesem Thema Halbwissen, falsches Wissen und richtiges Wissen häufig eine unglückselige Verbindung eingehen.

◢ **Wissensvermittlung**

Für diesen komplexen Vorgang gibt es zahlreiche Vorgaben aus der Pädagogik und der Psychologie. Notwendig ist hier der Hinweis, dass der Kursleiter sich selbst zunächst die notwendigen Wissensbestände aneignen muss, um dann über geeignete Methoden zur Vermittlung entscheiden zu können.

◢ **Wissensbewertung**

Es ist notwendig, mit den Teilnehmern gemeinsam darüber zu befinden, ob die Wissensvermittlung gelungen ist und ob das vermittelte Wissen in konkrete Handlung umge-

setzt werden konnte. Die Erkenntnisse fließen wiederum in eine revidierte Wissensidentifikation und Wissensvermittlung ein.

Welches Wissen soll vermittelt werden?

Trotz der Einfachheit des Deltaprinzips Diabetes ist es notwendig, dass jeder Teilnehmer Wissen zu den Zusammenhängen von Energieaufnahme, Energieverbrauch und Blutzuckerspiegel besitzt. Dies lässt sich in drei Bereiche gliedern:

◢ **Regulationsmechanismen des Blutzuckerspiegels**
 – Energiebereitstellung bei körperlicher Aktivität
 – Wirkungsweise des Insulins und evtl. der jeweiligen Medikation
 – Kurzfristige Wirkung von körperlicher Aktivität auf den Blutzuckerspiegel
 – Langfristige Wirkung von körperlicher Aktivität auf den Blutzuckerspiegel

◢ **Kennzahlen der Energieaufnahme**
 – Grundsätzlicher Energiebedarf
 – Bedeutung der einzelnen Energieträger für den Diabetiker
 – Zusammensetzung und Energiedichte der bevorzugten und ausgewählten Nahrungsmittel und Getränke
 – Mögliche Ernährungsalternativen

◢ **Kennzahlen des Energieverbrauchs**
 – Bedeutung der Bewegung für die Stoffwechselbilanz

- Bedeutung von Art und Intensität der Bewegung
- Bedeutung der körperlichen Inaktivität
- Energieverbrauch bei ausgewählten Aktivitäten
- Bedeutung der Muskulatur für die Stoffwechselbilanz

Die Vermittlung dieser Wissensbereiche verteilt sich über die einzelnen Module und Einheiten. Auf der beigefügten ⊘ finden sich Hilfen und Materialien zu den angesprochen Themenkomplexen.

7.4 Handeln

Eine der wesentlichen Stärken von bewegungsbezogenen Gesundheitsprogrammen liegt im konkreten Tun. Diese Verbindung von körperlicher Aktivität, dabei vermittelten Erlebnissen, Eindrücken und Erfahrungen macht das besondere Potenzial des Deltaprinzips Diabetes aus. Es reicht auch weit über die physiologischen Effekte der körperlichen Anpassung hinaus, die für die Legitimation von Bewegungsprogrammen eine herausgehobene Stellung haben. Im weiteren Verlauf wird mit dem Begriff Handeln in

der Regel die eigentliche körperliche Aktivität bezeichnet.

Es liegen zahlreiche Studien vor, die die Veränderungen des individuellen Verhaltens in Richtung auf ein gesundheitsorientiertes Handeln analysieren und beschreiben. Diese orientieren sich sehr häufig am transtheoretischen Modell von Prochaska und Marcus (TTM) [Prochaska et al. 1992 & 1993; Marcus et al. 1998]. Das transtheoretische Modell wurde ursprünglich zur Raucherentwöhnung entwickelt, stellt aber eine geeignete Orientierungshilfe dar, wenn die zeitliche Abfolge auf dem Weg zum konkreten Handeln betrachtet werden soll.

Dabei gehen die Autoren davon aus, dass komplexe Entscheidungen, wie die zu einem veränderten Gesundheitsverhalten, in einer zeitlichen Perspektive zu betrachten sind. Diese Verhaltensänderungen lassen sich typischerweise in verschiedene Stadien unterteilen.

Die Tabelle 7.1 zeigt diese am Beispiel der Erhöhung der körperlichen Aktivität im Rahmen des eigenen „Managements" des Diabetes Typ 2.

Beim TTM handelt es sich um das wichtigste Modell, um Veränderungen im Gesundheitsverhalten zu beschreiben. Besonders relevant ist das Modell dann, wenn dem

Tab. 7.1: Phasen der Verhaltensänderung nach dem transtheoretischen Modell

Präkontemplation	Kein Gedanke an Verhaltensänderung	„Ich habe keine Schmerzen und ich fühle mich wohl. Wieso sollte ich etwas verändern!"
Kontemplation	Überlegungen zu einer Verhaltensänderung	„Ab und zu denke ich schon daran, meinen Lebensstil zu verändern und mich nicht nur auf die Medikamente zu verlassen."
Vorbereitung	Konkrete Pläne zur Verhaltensänderung	„Okay, ich habe mich entschieden, ich werde mich viel mehr bewegen und auch auf meine Ernährung achten."
Handlung	Aktive, bewusste und entschiedene Änderung des Verhaltens	„Ich bewege mich mehr und auch regelmäßig und habe so meinen Diabetes besser unter Kontrolle."
Aufrechterhaltung	Stabiles Beibehalten des positiven Verhaltens	„Regelmäßige Bewegung ist ein fester Bestandteil meines Lebens, meine Langzeitblutzuckerwerte sind gut und stabil."

Teilnehmer eine differenzierte Unterstützung in Abhängigkeit vom jeweiligen Stadium gegeben werden kann. Das TTM bietet die Möglichkeit, Diabetiker gezielt auf ihrer jeweiligen Motivationsstufe abzuholen und entsprechend zu begleiten. Es liegen zahlreiche Untersuchungen vor, die die Tragfähigkeit des transtheoretischen Modells untersucht haben. Dabei zeigt sich, dass gesundheitsbezogene Interventionen, die sich an den Stufen des TTM orientieren, erfolgreicher sind. So gibt es Studien zum Rauchverhalten [Anderson et al. 2002], zur Zahngesundheit [Astroth 2002], zu rückengesundem Verhalten [Keller 1999], zur Krebsvorsorge [Spencer et al. 2005] usw. Besonderes Augenmerk verdient dabei der Aspekt der „decisional balance", der Entscheidungsbalance. Diese spielt auch in der Motivationspsychologie eine große Rolle und ist dort unter dem Namen Rubikontheorie bekannt.

> Wir müssen den Diabetiker dazu bringen, den Rubikon zu überschreiten. Der römische Kaiser Cäsar wusste, dass er sich nach der Überschreitung des Flusses Rubikon den feindlichen Truppen stellen musste, es gab also kein Zurück mehr. Dieses Bewusstsein für eine endgültige Entscheidung müssen wir auch für den Diabetiker schaffen.

Entscheidend dafür ist in allen Modellen die positive Bewertung der Handlung. Wir müssen also dem Diabetiker dabei helfen, die positiven Effekte wahrzunehmen. Es wird aus den Studien auch deutlich, dass es durchaus möglich ist, Diabetiker, die noch keine Verhaltensänderung (Präkontemplation) beabsichtigen, erfolgreich anzusprechen. Mithilfe dieses Vorgehens können die eigenen Vorstellungen und Ziele des Teilnehmers erfasst und zur Grundlage der Intervention gemacht werden.

Eines der Probleme, die im Zusammenhang mit einer Erhöhung der körperlichen Aktivität auftauchen, ist das der fehlenden Motivation. Motive bestimmen die Richtung und die Intensität unseres Handelns. Häufig ist bei Diabetikern weder die Richtung noch die Intensität des (Bewegungs-)Handelns ausgeprägt genug, um zur konkreten Handlung zu werden. Er weiß nicht, was er tun soll und warum er es tun soll!

Hilfreich für die Modulplanung ist aber in jedem Fall das Erwartung-mal-Wert-Modell. Nach diesem auf Atkinson [1964] zurückgehenden Ansatz ist die Wahrscheinlichkeit, dass ein bestimmtes Verhalten gezeigt wird, davon abhängig, wie eine Person den Wert dieses Verhaltens emotional oder kognitiv einschätzt und wie stark die Erwartung ist, dass das Verhalten ein erwünschtes Resultat erzielt.

> Stärke der Motivation = Wert x Erwartung

Konsequenterweise wird die Motivation dann gleich null (oder sehr gering) sein, wenn einer der Faktoren null oder sehr gering ist. Die motivationalen Probleme der Menschen mit Diabetes sind wahrscheinlich nicht auf fehlende Wertschätzung zurückzuführen, sondern viel eher auf die negative Erwartungshaltung, die oft zusätzlich genährt wird durch ungünstige Erfahrungen im Bewegungsbereich. Diese können teilweise sehr weit zurückliegen (z.B. Misserfolgserlebnisse im Schulsport), trotzdem aber noch sehr stark nachwirken.

Unschwer erkennbar ist auch die inhaltliche Nähe dieser Überlegungen zu den oben genannten Grundregeln. Die Antizipation einer gewünschten Wirkung des eigenen Handelns ist eine Basisannahme des Konzeptes der Selbstwirksamkeit.

Eine wichtige Rolle innerhalb dieses Prozesses spielt sicher die Tatsache, dass gesundheitsbezogene Handlungen und insbesondere körperliche Aktivität von älteren, chronisch kranken Menschen als aversiver Reiz empfunden wird, der mit Mühsal, unangenehmen Empfindungen und einem Verlust an Lebensqualität verbunden wird.

Dies gilt auch für Empfehlungen zur Ernährungsumstellung. In weiterer Folge wird die Aufnahme körperlicher Aktivität auch mit Verzicht und Verlust an Lebensqualität gleichgesetzt. Die zu starke Betonung der gesundheitlichen Effekte der körperlichen Aktivität in der Außenkommunikation scheint eine gegenteilige Wirkung zu erzielen. Körperliche und insbesondere sportliche Aktivitäten bieten aber zahlreiche andere positive Effekte, wie z.B. soziale Kontakte, neue Körpererfahrungen, Spaß usw., deren Rolle als wichtige motivationale Faktoren in vielen Studien [vgl. u.a. Huber 2004] gezeigt werden konnte. Die Tatsache, dass häufig bei Diabetikern körperliche Aktivität – insbesondere auch sportliche Aktivität – noch häufig als aversiver Reiz empfunden wird, verweist auf zwei Probleme:

◢ Entweder sind die angebotenen Bewegungs- und Sportprogramme noch so konzipiert, dass sie vom Teilnehmer als aversiv erlebt werden,

◢ oder es ist noch nicht ausreichend gelungen zu vermitteln, dass auch gesundheitsorientierte Bewegungsangebote Spaß bereiten und in angenehmer Weise erlebt werden können.

Eine alte lerntheoretische Weisheit besagt, dass die Wahrscheinlichkeit, dass eine Handlung wiederholt wird, steigt, wenn diese angenehm erlebt wird. Die folgenden Module bieten zahlreiche Hinweise und Vorschläge, wie über den Weg zu mehr Bewegung ein veränderter Lebensstil nach dem Deltaprinzip Diabetes erreicht werden kann.

7.5 Das modulare Bewegungsprogramm

Die Integration der vielfältigen Aspekte legt die Entwicklung eines modularen Pro-

gramms nahe. Dieses Vorgehen hat sich sowohl für die Entwicklung von Bewegungskonzepten [Pfeifer 2007; Huber 2009] als auch für den Bereich psychotherapeutischer Behandlungsstrategien der Adipositas [Cooper, Fairburn & Hawker 2008] als sinnvoll erwiesen. Der Modulbegriff bedeutet nichts anderes als ein Element oder ein Baustein eines größeren und zusammenhängenden Systems und ist als solcher sehr plastisch.

Vor dem Hintergrund des Deltaprinzips bezeichnet Modul:

> Ein abgeschlossenes methodisches Element, aus welchem der Kursleiter die einzelnen Übungseinheiten entsprechend der Zielvorgaben zusammenstellt. Das Ordnungsprinzip der Module ist durch die Überschriften: Wissen – Handeln – Emotion (psychosoziale Ziele) gekennzeichnet.

Damit folgen wir dem von Schüle & Huber [2004] begründeten und von Pfeifer [2007] und Huber [2009] eingeschlagenen Weg in dieser Reihe: Neue Aktive Wege.

Das Programm lässt sich mit geeigneten Ernährungsprogrammen hervorragend kombinieren und eignet sich für folgende Zielgruppen:

◢ Patienten mit entsprechender Symptomatik in der stationären Rehabilitation

◢ Patienten mit entsprechender Symptomatik in der ambulanten Rehabilitation

◢ Teilnehmer an Präventionsprogrammen nach § 20 SGB V

◢ Teilnehmer an Programmen im Rahmen des betrieblichen Gesundheitsmanagements (Setting Betrieb nach § 20 SGB V)

◢ Teilnehmer in den diabetesspezifischen Patientenschulungen nach § 43 SGB V.

Kontraindikationen. Das Programm eignet sich weniger für Menschen, die bereits in ausreichendem Maß körperlich aktiv sind. Bei bereits vorhandenen, massiven schmerzhaften Problemen am Bewegungsapparat, wie z.B. degenerativen, arthrotischen Veränderungen an Hüfte, Knie oder Sprunggelenk sollten die Teilnehmer ihren Arzt befragen. Ebenfalls sollten alle Teilnehmer mit deutlichem Bluthochdruck (RR diastolisch > 100, RR systolisch > 160) und Komorbiditäten, wie Fettstoffwechsel- und Durchblutungsstörungen, vorher ihren Arzt befragen, obwohl diese Krankheiten eine mehr als deutliche Indikation für das Angebot darstellen. Der besondere Charakter des Programms erfordert es, dass bereits im Vorfeld der Durchführung einige Aspekte beachtet werden sollen. Die spezifischen Zielgruppen des Programms zum Deltaprinzip Diabetes sollten in der Beschreibung besonders angesprochen werden. Es sollte klar vermittelt werden, dass eine Erhöhung des Energieverbrauchs durch Bewegung die Voraussetzung für eine effektive Blutzuckerkontrolle darstellt.

Anforderungen an Räumlichkeiten und Geräte. Die Durchführung des Kurses erfolgt in der Regel in einer Sporthalle oder hilfsweise in einem Gymnastikraum mit den üblichen Geräteausstattungen. Der Kursleiter benötigt eine Stoppuhr.

Die teilnehmenden Patienten sollten über ein Blutzuckermessgerät verfügen, welches zur Kontrolle in den Stunden eingesetzt werden kann. Diese Geräte sind relativ billig zu erhalten, da der Gewinn über den Verkauf der Teststreifen eingefahren wird.

Wünschenswert sind darüber hinaus Pulsuhren und Geräte zur Feststellung des Körperfettanteils respektive der fettfreien Körpermasse (Bioimpedanzmethode).

Anforderungen an Kursleiter. Der Kursleiter muss den Anforderungen der Leitlinien für Präventionsangebote nach § 20 SGB V der Krankenkassen genügen. Dies wird geregelt durch

◢ den Handlungsleitfaden der Spitzenverbände der Krankenkassen
  http://www.gkv.info/gkv/fileadmin/user_upload/PDF/Rundschreiben_2008/Leitfaden_2008.pdf

◢ Vorgaben zur ambulanten medizinischen Rehabilitation
  http://www.bar-frankfurt.de/Empfehlungen.bar

Es sollten zusätzliche ernährungswissenschaftliche Kenntnisse vorhanden sein.

8 Das modulare Programm: Deltaprinzip Diabetes

G. Huber

Das Programm besteht aus jeweils zwölf Modulen zu den Bereichen **Wissen** und **Handeln** sowie zehn Modulen zur Veränderung von **Einstellungen** und **Emotionen**. Dazu kommen zwei Module, die sich mit dem Thema der diabetesspezifischen Messungen zur Evaluation und Diagnostik beschäftigen.

Der durchschnittliche Zeitbedarf eines Moduls beträgt 20 Minuten. Dieser Wert hat eine hohe Varianz, ist deshalb eher theoretisch und kann in der Umsetzung sehr variabel gestaltet werden. Daraus ergibt sich rechnerisch eine gesamte Zeitdauer von insgesamt 12 Stunden.

Dadurch kann auch bei einer hohen zeitlichen Flexibilität das Programm im Rahmen von Präventionsangeboten der Krankenkassen nach § 20 SGB V, im Rahmen von ambulanten und stationären Rehabilitationsmaßnahmen oder in anderen Angebotsformen umgesetzt werden. Daraus ergeben sich die folgenden Umsetzungsmöglichkeiten (s. Abb. 8.1):

◿ Variabel im Rahmen der diabetesspezifischen Patientenschulungsprogramme
◿ Präventionsangebot nach § 20 SGB V
    12 Termine à 60 min über 12 Wochen
◿ Kursangebot in Sportverein
    24 Termine à 30 min über 24 Wochen
◿ Kursangebot im Fitnessstudio
    18 Termine à 45 min über 18 Wochen
◿ Rehabilitationsklinik:
    12 Termine à 60 min über 3 Wochen

8.1 Überblick über die Module

Ein sehr wichtiges Potenzial des Programms besteht darin, dass aus den Modulen im Sinne der ICF-Orientierung differenzierte Zusammenstellungen gebildet werden können, die sich der spezifischen Probleme der Patienten annehmen. Beispiele finden sich am Ende des Kapitels. Hier zunächst eine tabellarische Übersicht über die Module (s. Tab. 8.1).

Abb. 8.1: Zeitlicher Verlauf

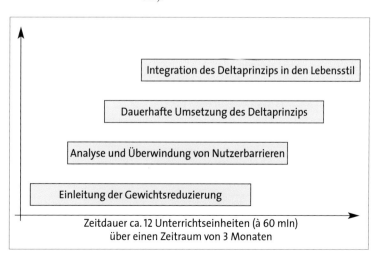

Integration des Deltaprinzips in den Lebensstil

Dauerhafte Umsetzung des Deltaprinzips

Analyse und Überwindung von Nutzerbarrieren

Einleitung der Gewichtsreduzierung

Zeitdauer ca. 12 Unterrichtseinheiten (à 60 min)
über einen Zeitraum von 3 Monaten

für jede Stunde aus jedem Pool etwas auswählen
wann was – egal, zusammenwürfeln wie's passt

Tab. 8.1: Übersicht der Module zur Vermittlung des Deltaprinzips Diabetes

Wissensmodule (s. Kap. 8.2)	
Modulbezeichnung	**Ziel des Moduls**
W 1	Diabetes und körperliche Aktivität
W 2	Diabetes, Insulin und körperliche Aktivität
W 3	Einführung Deltaprinzip Diabetes
W 4	Erläuterung der evolutionären Grundlagen des Deltaprinzips Diabetes
W 5	Energieverbrauch durch körperliche Aktivität 1
W 6	Energieverbrauch durch körperliche Aktivität 2
W 7	Bedeutung der Muskulatur
W 8	Einsatz des Bewegungstagebuchs und eines Schrittzählers
W 9	Bewegungspyramide des Deltaprinzips Diabetes
W 10	Integration der Bewegung in den Alltag
W 11	Kalt, Regen und null Bock! Wie gehe ich mit Hindernissen um? Teil 1 Problemlösungsstrategien
W 12	Kalt, Regen und null Bock! Wie gehe ich mit Hindernissen um? Teil 2 Antizipation von Problemen und Verhalten des Therapeuten
Handlungsmodule (s. Kap. 8.3)	
Modulbezeichnung	**Ziel des Moduls**
H 1	In Bewegung bringen: Einführung in ein angepasstes Walkingtraining
H 2	Angemessenes Walkingtraining: Selbstständige Belastungssteuerung durch Zeitgefühl und Beanspruchungswahrnehmung
H 3	Angemessenes Walkingtraining: Steigerung der Belastung und Vertiefung
H 4	Muskeltraining 1: Muskulatur – der Schlüssel zur Fitness
H 5	Muskeltraining 2: Muskulatur als einziges Anti-Aging-Mittel
H 6	Körperwahrnehmung 1: Aufrecht und doch entspannt
H 7	Körperwahrnehmung 2: Achtsamkeit für den eigenen Körper
H 8	Koordination 1: Grundlagen
H 9	Koordination 2: Schaffung von Bewegungsfreude durch Spiele
H 10	JTG: Die Jeden-Tag-Gymnastik für Zuhause
H 11	Freizeitsportarten kennenlernen
H 12	Bewegung in den Alltag integrieren

Tab. 8.1: Fortsetzung

Module zur Veränderung von Einstellungen und Emotionen (s. Kap. 8.4)	
Modulbezeichnung	**Ziel des Moduls**
E 1	Vermittlung von Selbstwirksamkeit: Handlungserwartung
E 2	Selbstwirksamkeitserfahrung
E 3	Schaffung von sozialer Unterstützung 1
E 4	Schaffung von sozialer Unterstützung 2
E 5	Beteiligt statt nur betroffen 1: Kontrollüberzeugung
E 6	Beteiligt statt nur betroffen 2: Abbau von ungünstigen Attribuierungsmustern
E 7	Förderung der Motivation 1
E 8	Förderung der Motivation 2
E 9	Anwendungshinweise zur 6-V-Methode
E 10	Stimmungsmanagement durch Bewegung
Evaluationsmodule (s. Kap. 8.5)	
Modulbezeichnung	**Ziel des Moduls**
Eva 1	Basisdokumentation
Eva 2	Evaluationsmethoden

8.2 Wissensmodule

Wissen ist keine Ware wie jede andere.
Es braucht sich nicht auf. Es wächst durch
Erweiterung und nimmt zu durch Verbreitung.
Unbekannt

Basisinformation für diese Module. Das US-amerikanische National Diabetes Education Program (http://www.ndep.nih.gov) hat das Ziel, in vier Schritten jedem Diabetiker die eigenständige und lebenslange Kontrolle über seine Krankheit zu geben („4 Steps to Control your Diabetes. For life.") Diese vier Schritte sind (Übersetzung durch den Verfasser):

◢ Schritt 1: Lerne etwas über den Diabetes.
◢ Schritt 2: Kenne deine Diabetesdaten.
◢ Schritt 3: „Manage" deinen Diabetes.
◢ Schritt 4: Mach den richtigen Umgang mit dem Diabetes zu deiner Alltagsroutine.

Sowohl die Zielsetzung als auch die Teilschritte werden im Deltaprinzip Diabetes in-tegriert. Die Vermittlung von Wissen sollte immer begleitend zu den Bewegungsteilen (Handeln) erfolgen. Dies kann sowohl am Beginn, am Ende oder auch in einer notwendigen Erholungspause sinnvoll sein. Die Abfolge der Module ist aufeinander aufbauend, die Reihenfolge kann aber trotzdem geändert werden. Der Einsatz einer Tafel oder eines Flipchart ist in der Regel sehr nützlich. Die Grafiken auf der ⊘ können aber ausgedruckt und an der Wand befestigt werden (z.B. Bewegungspyramide).

Die zentralen Wissensbestände, auf die sich das Deltaprinzip Diabetes stützt, sind hier zu sehen (s. Abb. 8.2):

Hier noch einige nützliche Hinweise zum Einsatz dieser Module. Probleme im Wissenstransfer treten vor allem dann auf, wenn:

◢ komplexe Zusammenhänge vermittelt werden müssen,
◢ mit unbekannten Begriffen und einem hohen Abstraktionsgrad kommuniziert wird,
◢ die Schlussfolgerungskette zu lang ist.

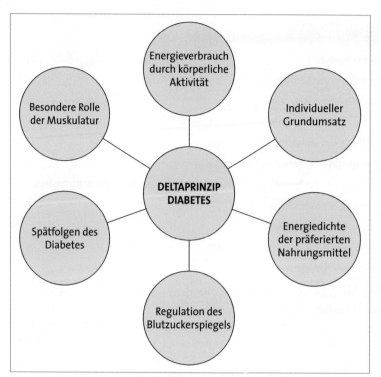

Das Deltaprinzip antizipiert diese Schwierigkeiten; Wissensvermittlung funktioniert besser, wenn

◢ Wissen in bereits vorhandenes Wissen eingeordnet wird

◢ konkrete Beispiele gegeben werden

◢ Informationsdichte durch Strukturierung entzerrt wird

◢ Fragen gestellt werden („Wer fragt, der führt!")

Durch die Wissensmodule sollen die Teilnehmer vor allem auch dazu angeregt werden, sich mit ihrer eigenen Situation auseinanderzusetzen. Dabei sollte auch berücksichtigt werden, dass in der Regel alle Teilnehmer mit den zu vermittelnden Inhalten im Vorfeld oft schlechte Erfahrungen gemacht haben und damit negative Assoziationen verbinden. Deshalb ist es wichtig, einen veränderten Zugang zu wählen und vor allem die möglichen Erfolgserlebnisse aus den Modulen Handeln als Rückenwind zu benutzen.

W 1 Diabetes und körperliche Aktivität

Optimismus beruht in der Regel auf fehlendem Wissen

Ziel	Vermittlung des grundsätzlichen Zusammenhangs zwischen den Erkrankungsmechanismen des Diabetes und körperlicher Aktivität . Der Teilnehmer sollte verstanden haben, dass aufgenommene Kohlenhydrate entweder verbraucht werden müssen oder abgespeichert werden, in der Regel in der Form von Fett.
Zeitdauer	5–10 min
Methode	Einstieg mit „Story Telling". Darunter versteht man das Erzählen einer Geschichte, in der direkt oder indirekt Wissen verpackt ist. Benutzen Sie in diesem Modul das folgende Beispiel oder ein ähnliches: Zeigen Sie den Teilnehmern ein Stück Würfelzucker (oder einen Schokoriegel oder ein Gummibärchen).
	Was passiert mit diesem Würfelzucker, wenn wir ihn gegessen haben? Dazu gibt es nur drei Möglichkeiten:
	• Sie haben sich gerade intensiv bewegt, die Energielager sind leer, und die Kohlenhydrate werden schnell wieder aufgefüllt.
	• Sie bewegen sich unmittelbar danach und die zugeführten Kohlenhydrate werden so verbraucht. Je mehr zugeführt wurde, desto länger und/oder intensiver muss die körperliche Aktivität sein
	• Sie haben sich nicht bewegt, und Sie bewegen sich auch anschließend nicht. Die Kohlenhydratlager sind voll. Das Blut muss die hohe Zuckerlast möglichst schnell loswerden und nutzt dazu einen genialen Trick, er wandelt Zucker in Fett um und lagert es „körpernah", typischerweise an der Hüfte oder am Bauch, ab.
	Schon dieses Beispiel macht deutlich, wie eng die körperliche Aktivität und der Diabetes verbunden sind.
	In Gesprächsform sollten dann erste Informationen gegeben werden, wie viel körperliche Aktivität dazu notwendig ist. Dazu sollte klar werden, dass für die Teilnehmer der Weg über erhöhte körperliche Aktivität Erfolg versprechend ist.
	Im weiteren Verlauf können die Teilnehmer versuchen, vorsichtig abzuschätzen, wie viel Bewegung denn notwendig ist, um die Zuckerlast im Blut zu kontrollieren.
	Es ist notwendig, dass alle Teilnehmer folgenden Aspekt des Deltaprinzips Diabetes verstehen und akzeptieren:
	Kohlenhydrate werden am einfachsten und effektivsten durch körperliche Aktivität verbraucht.
	Auf der beiliegenden ⊘ finden sich geeignete Abbildungen. Es empfiehlt sich eine Verbindung mit den Modulen H 1 und H 2.

W 2 Diabetes, Insulin und körperliche Aktivität

Es ist nicht genug zu wissen, man muss es auch anwenden;
es ist nicht genug zu wollen, man muss es auch tun.   *Goethe*

Ziel	Vermittlung der spezifischen Funktionen der körperlichen Aktivität zur Kontrolle des Blutzuckerspiegels. Eine wichtige Rolle spielt dabei die Erhöhung der Insulinsensitivität und die Optimierung der Glukosetoleranz.
Zeitdauer	5–10 min
Methode	*Das erste Insulin wurde 1921 von kanadischen Forschern gewonnen, indem sie die Bauchspeicheldrüsen von toten Hunden auspressten. Damit gelang es, das Leben eines Jungen zu retten, der an Diabetes Typ 1 (absoluter Insulinmangel) litt und ohne diesen „Saft" schnell verstorben wäre. Die beiden Forscher erhielten dafür 1923 den Nobelpreis für Medizin.*

Danach sollten die grundsätzlichen Funktionen des Insulins erläutert werden. Insulin wirkt, indem eine ganze Reihe von physiologischen Prozessen über die Bindung an spezifischen Insulinrezeptoren das „Insulinsignal" auslöst.

Wichtig sind dabei die folgenden Aspekte:

- Insulin wird in der Bauchspeicheldrüse produziert.
- Insulin senkt den Blutzuckerspiegel.
- Insulin beschleunigt die Aufnahme von Glukose in Muskel und Fettzellen.
- Insulin steuert die Speicherung von Glykogen und von Aminosäuren in den Muskel.

Körperliche Aktivität verbraucht nicht nur Glukose, sondern erhöht die Wirkung aller dieser Prozesse. Insbesondere für die Typ-2-Diabetiker, die noch über eine zwar verminderte, aber trotzdem vorhandene Insulinwirkung verfügen.

Diese eher kurzfristigen Effekte dauern bis maximal 48 Stunden nach der körperlichen Aktivität an. Daraus ergibt sich auch die Forderung nach regelmäßiger körperlicher Aktivität.

Auch langfristig lässt sich die Insulinsensibilität nur durch körperliche Aktivität steigern.

Dies ist keine neue Erkenntnis, sondern man weiß seit mehr als 100 Jahren, dass Diabetes nur durch die Kombination von Ernährung, Insulin und Bewegung kontrolliert werden kann.

W 3 Einführung Deltaprinzip Diabetes

Man muss die Dinge so nehmen, wie sie kommen.
Aber man sollte dafür sorgen, dass sie so kommen, wie man sie zu nehmen wünscht.

Ziel	Vermittlung der grundsätzlichen Idee der Energiebilanzierung nach dem Deltaprinzip Diabetes. Der Teilnehmer sollte verstanden haben, dass er seinen Blutzuckerspiegel am besten dadurch „managen" kann, dass er mehr Energie verbraucht, als er zu sich nimmt. Je günstiger die Energiebilanz, desto einfacher die Diabetekontrolle. Dazu kommt, dass nahezu alle Typ-2-Diabetiker übergewichtig sind und eine Normalisierung des Gewichts auch den Diabetes verschwinden lässt.
Zeitdauer	5–10 min
Methode	Ebenfalls Einstieg mit „Story Telling".

Wie viel Energie verbraucht man mit Bewegung? Leider ist es nicht ganz so viel, wie man zunächst denkt. Das Biosystem Mensch läuft besonders ökonomisch. Während das sparsamste Auto kaum weniger als drei Liter Benzin auf 100 km verbraucht, kommt der Mensch mit etwa zwei Päckchen Butter, also einem halben Kilo Fett pro 100 km (Walken oder Joggen), aus. Frustrierend, oder? Lohnt es sich da eigentlich überhaupt noch, sich wegen der Gewichtsabnahme zu bewegen? Bedeutsam ist aber hier die Regelmäßigkeit.

Das einmalige zügige Gehen von etwa 10 km verbraucht nur 50 g Fett. Wenn Sie dies aber nur dreimal pro Woche machen, so sind das schon 150 g in der Woche oder 7,8 kg im Jahr! Dazu müssen Sie Ihr Essverhalten nicht verändern. Eine Reduzierung der Energieaufnahme beschleunigt die Gewichtsabnahme, eine Erhöhung verlangsamt die Gewichtsabnahme. Wir sehen, Bewegung ist nicht der beste, sondern der einzige wirkliche „Fatburner". Dies gilt natürlich noch viel eher für aufgenommene Kohlenhydrate. Nur durch Bewegung können wir die Verbrauchsseite steuern.

In Gesprächsform sollten dann weitere Beispiele für die Umsetzung des Deltaprinzips erörtert werden. Dazu sollte klar werden, dass vor allem den Weg über einen erhöhten Energieverbrauch Erfolg versprechend ist. Hierzu eignet sich auch die Besprechung der erfolglosen Diätversuche der Teilnehmer.

Im weiteren Verlauf sollten die Teilnehmer versuchen, den Energiegehalt der Nahrung in Bewegungsquantitäten (z.B. Gehstrecke) zu bewerten. Es ist notwendig, dass alle Teilnehmer folgende Aspekte des Deltaprinzips verstehen und akzeptieren:

- Wer abnehmen will, muss ein negative Energiebilanz aufweisen.
- Diese negative Energiebilanz wird durch mehr Bewegung erreicht.
- Es ist unbedingt notwendig, die Energieaufnahme zumindest konstant zu halten; eine Reduktion verschafft sinnvolle Anfangserfolge.

Auf der beiliegenden ⊘ finden sich geeignete Medien; insbesondere die Abbildungen aus Kapitel 6 sind hier von Bedeutung. Es bietet sich eine Verbindung mit den Modulen H 1 und H 2 an.

W 4 Erläuterung der evolutionären Grundlagen des Deltaprinzips Diabetes

Lernen hat bittere Wurzel, aber es trägt süße Frucht!   *Afrikanisches Sprichwort*

Ziel	Vermittlung von grundlegendem Wissen über die evolutionäre Begründung des Deltaprinzips Diabetes.
Erläuterung	Wissen über die evolutionäre Grundlage des Deltaprinzips Diabetes. Der Teilnehmer sollte verstehen, dass die Evolution uns kaum eine andere Chance gibt als die, unseren für Bewegung konstruierten Körper entsprechend zu nutzen. Diabetes Typ 2 entsteht auch dadurch, dass wir permanent gegen dieses evolutionäre Erbe verstoßen. Dies muss Konsequenzen für unseren Lebensstil haben. Der Mensch besteht aus 65 Billionen Zellen; der größte Teil davon ist in seiner Funktion abhängig von regelmäßiger Bewegung.
Zeitdauer	5–10 min
Methode	Auch hier ist ein Einstieg über „Story Telling" gut geeignet. Eventuell können Einstiegsfragen hilfreich sein: Für welche Art von Aktivität ist Mensch konstruiert? Was passiert, wenn wir dies nicht berücksichtigen?
	Erläuterung des evolutionären Erbes; Informationen dazu in Kapitel 4. Geeignet ist dazu die Verdeutlichung der ungeheuren Zeitspanne, in der der Homo sapiens auf Bewegung angewiesen war in Relation zur kurzen Phase des Nahrungsüberflusses. Bestand das Problem bisher darin, ausreichend Nahrung zu bekommen, ist es jetzt das Problem, ausreichend Bewegung zu bekommen.
	Es sollte auch deutlich werden, dass Übergewicht auch eine Art von evolutionärer Anpassung darstellt. Jeder Primat passt sich dem Habitat an, in dem er lebt. Allerdings hat diese Anpassung dramatische gesundheitliche Folgen, die ausgeglichen werden müssen.
	In Gesprächsform sollten dann weitere Konsequenzen des evolutionären Erbes erläutert werden:
	• Der aufrechte Gang als die körperliche Aktivität, die den „Konstruktionsmerkmalen" des Körpers entspricht.
	• Die Steinzeitkost als sinnvolle Ernährungsalternative.
	• Wie viel mussten unsere Vorfahren gehen? (Es gibt dazu keine exakten Daten; Schätzungen reichen von 10–30 km pro Tag).
	Auf der beiliegenden ⊘ finden sich geeignete Darstellungen. Besonders geeignet in Verbindung mit H 1 und H 2.

W 5 Energieverbrauch durch körperliche Aktivität 1

Ziel	Vermittlung von Wissen über den Energieverbrauch und seine Einflussgrößen, z.B. körperliche Aktivität. Es muss deutlich werden, dass die Erhöhung der körperlichen Aktivität die einzige Möglichkeit darstellt, selbstständig die Verbrauchsseite der Energiebilanz zu bestimmen und den Blutzuckerspiegel zu reduzieren. Hier geht es vor allem um die Vermittlung der Grundlagen, die für ein Verständnis und die Anwendung des Deltaprinzips Diabetes notwendig sind.
Zeitdauer	10–15 min
Methode	Als Einstieg bietet sich die Fragestellung an: Wie viele Kalorien verbraucht man durch 10 min Bewegung? Wir sammeln gemeinsam ernüchternde Beispiele:

Kalorienverbrauch bei jeweils 10 min Aktivität für einen Mann mit 70 kg Körpergewicht:

Joggen	95 kcal	1 Scheibe Vollkornbrot
Radfahren	70 kcal	1 Orange
Schwimmen	90 kcal	1 gekochter Kloß
Gymnastik	65 kcal	1 Amaretto (2 cl)
Fitnesstraining	130 kcal	1 Riegel Kinder-Country (24 g)
Bügeln	23 kcal	1 EL Tomatenketchup
Spazierengehen	50 kcal	1 Scheibe Roggenknäckebrot

Es muss aber deutlich werden, dass diese Verbrauchszahlen keinesfalls so negativ sind, wenn man regelmäßig und für längere Zeitdauer aktiv ist. In diesem Modul sollten alle wichtigen Vorteile der körperlichen Aktivität gesammelt und als Botschaften vermittelt werden: Körperliche Aktivität

* verbessert die Insulinfunktion
* verbraucht unmittelbar Kohlenhydrate
* erhöht den Kalorienverbrauch
* erhöht die Fettmobilisation und den Fettverbrauch
* erhöht die Muskelmasse und dadurch den Grundumsatz
* reduziert die Blutfette.

Als vereinfachtes Grundprinzip und vereinfachten Umrechnungskurs des Deltaprinzips Diabetes sollte jeder Teilnehmer sich merken:

Eine Minute Gehen entspricht dem Verbrauch von einem Gramm Kohlenhydraten.

Auch auf den zweiten Blick ist das gar nicht mehr so ernüchternd (Wer eine Stunde Gymnastik macht, kann sechs Amaretto trinken, das müsste doch für einen lustigen Abend reichen ...!).

Sammeln von Faktoren, die den Energieverbrauch durch körperliche Aktivität beeinflussen:

* Art und Dauer der Aktivität
* Körpergewicht des Trainierenden
* Pulsfrequenz

Hier nochmals der Hinweis, dass jeder Teilnehmer selbstständig entscheiden kann, wie er den Energieverbrauch ankurbelt.

Auf der beiliegenden ⊘ finden sich geeignete Abbildungen. Besonders geeignet in Verbindung mit H 1 und H 2 und H 3 Muskeltraining.

W 6 Energieverbrauch durch körperliche Aktivität 2

Ziel	Vermittlung von Wissen über die selbst gesteuerte Erhöhung des Energieverbrauchs.
Erläuterung	Es muss deutlich werden, dass die Erhöhung der körperlichen Aktivität nur dann erfolgreich zur Kontrolle des Blutzuckers eingesetzt werden kann, wenn keine zusätzliche Nahrung (besonders keine zusätzlichen Kohlenhydrate) aufgenommen wird und die körperlichen Aktivitäten genauso regelmäßig, wenn auch nicht so häufig wie die Mahlzeiten an der Reihe sind.
Zeitdauer	5–10 min
Methode	Der gesamte Inhalt lässt sich anschaulich dadurch vermitteln, dass eine Berechnung aus einer konkreten Situation durchgeführt wird. Der Einstieg kann mit dem einfachen Beispiel des Energieverbrauchs beim Joggen erfolgen. Dieser errechnet sich so:

Energieverbrauch in kcal = kg Körpergewicht x gelaufene Kilometer

Besonders geeignet in Verbindung mit den trainingsorientierten Modulen aus dem Handlungsbereich.

W 7 Bedeutung der Muskulatur

Ziel	Vermittlung von Wissen über die besondere Rolle der Muskulatur für Diabetiker. Es muss deutlich werden, dass der Erhalt oder die Erhöhung des Anteils der Muskulatur sich günstig auf den Kohlenhydratstoffwechsel auswirkt und den Grundumsatz erhöht.
Zeitdauer	5–10 min
Methode	Einstieg mit der Frage nach der Funktion der Muskulatur. Es sollte herausgearbeitet werden, dass die Funktion Bewegung die wichtigste Funktion darstellt, aber dass es eine für den Diabetiker sehr vorteilhafte Eigenschaft der Muskulatur gibt: Muskeln verbrauchen selbst dann, wenn sie nichts tun, also in Ruhe, Energie und somit Kohlenhydrate. Nach der folgenden Gleichung sollte jeder Teilnehmer seinen Grundumsatz ausrechnen. Es empfiehlt sich die Benutzung eines Taschenrechners und die Eintragung der individuellen Werte auf dem Bewegungsprotokoll.

Für Männer: (10 x Gewicht in kg) + (6.25 x Größe in cm) – (5 x Alter) + 5
Für Frauen: (10 x Gewicht in kg) + (6.25 x Größe in cm) – (5 x Alter) – 161

Danach noch die Erläuterung der besonderen Rolle der Muskulatur: Je höher der Anteil der Muskulatur an der Körpermasse, desto höher ist der Grundumsatz. Besonders geeignet in Verbindung mit den Modulen zum Muskeltraining.

W 8 Einsatz des Bewegungstagebuchs und eines Schrittzählers

Ziel	Vermittlung von handlungsbezogenem Wissen über den Einsatz von Werkzeugen, die die Erfassung des individuellen Bewegungsumfangs ermöglichen.
Erläuterung	Es ist wichtig, Art und Umfang der körperlichen Aktivität des Teilnehmers zu erfassen, zu analysieren und zu bewerten. Diese Werkzeuge bilden auch die Grundlage für die Integration von mehr Bewegung in den Alltag (W 10 und W 11).
	Durch diese Art von Feedback entsteht beim Teilnehmer sehr schnell eine Art von spezifischer Körperwahrnehmung, die eine unbewusste Einschätzung des Umfangs körperlicher Aktivität auch ohne den Einsatz ermöglicht.
Zeitdauer	5–10 min
	Dies bezieht sich nur auf die Wissensvermittlung. Insgesamt verteilt sich die Zeit auf drei Übungseinheiten. Die Teilnehmer sollten im weiteren Verlauf immer an die Nutzung erinnert werden.
Methode	In einer der ersten beiden Stunden wird das Bewegungstagebuch vorgestellt. Jeder Teilnehmer erhält einen Ausdruck. Es folgt die Erläuterung des Ausfüllens. Wichtig sind folgende Punkte:
	1. Es sollten alle Arten von körperlichen Aktivitäten berücksichtigt werden (im Alltag, im Beruf und in der Freizeit).
	2. Es sollten nur Zeiten von mehr als zwei Minuten berücksichtigt werden.
	3. Feste Zeiten für das Ausfüllen einplanen (z.B. jeden Abend nach dem Abendessen).
	Die Teilnehmer bringen den ausgefüllten Bogen in die nächste Stunde mit, es werden mögliche Fragen und Probleme besprochen.
	Ein weiteres, sehr gutes Monitoringwerkzeug ist der Schrittzähler. Dieser kostet nur 7–10 Euro. Sie können von den Teilnehmern erworben werden oder besser in die Kursgebühr integriert werden. Sinnvoll ist die Erfassung der Schrittzahlen von mindestens vier Tagen.
	Die Analyse der erhobenen Bewegungsumfänge erfolgt in den Modulen W 10 und W 11.
	Auf der beiliegenden ⊘ findet sich ein Worddokument für das Bewegungstagebuch, welches den individuellen Bedürfnissen angepasst werden kann.
	Das Modul muss zur Analyse mit den Modulen W 10 und/oder W 11 verbunden werden und kann auch im Modul W 9 genutzt werden.

W 9 Bewegungspyramide des Deltaprinzips Diabetes

Ziel	Kennenlernen der diabetesspezifischen Bewegungspyramide und Vermittlung von Wissen über die Effektivität des Einsatzes.
Erläuterung	Den meisten betroffenen Diabetikern sind die verschiedenen Ernährungspyramiden sehr gut vertraut. An diesem gewohnten Bild wird mit der Bewegungspyramide angeknüpft und eine Orientierungshilfe sowohl für die Art als auch den Umfang von sinnvollen Aktivitäten gegeben.
Zeitdauer	5–10 min
Methode	Als Einstieg kann an die bekannten Ernährungspyramiden angeknüpft werden. Die Teilnehmer werden gefragt, wie eine analoge Bewegungspyramide wohl aussehen könnte (s. Abb. 8.3). Da die Teilnehmer wahrscheinlich die richtigen Formen der körperlichen Aktivitäten nennen werden, müssen diese nur noch in die richtige Etage eingeordnet werden. Diese Einordnung sollte immer begründet sein („Warum tägliches Gehen?").

Es empfiehlt sich, in Verbindung mit den Modulen W 6 und W 7 entweder gemeinsam oder als eine Art Hausaufgabe das durch den richtigen Einsatz der Bewegungspyramide erreichte Delta oder die dadurch eingesparten Broteinheiten (BE entspricht 12 g Kohlenhydraten oder 48 kcal) ausrechnen zu lassen:

Kalorienverbrauch und eingesparte Broteinheiten für verschiedene Aktivitäten für einen Mann mit 70 kg Körpergewicht:

Täglich 30 min Gehen	7 x 130 kcal =	910 kcal =	19 BE
Dreimal pro Woche 30 min Radfahren	3 x 210 kcal =	630 kcal =	13 BE
Zweimal pro Woche Gymnastik	2 x 150 kcal =	300 kcal =	6,5 BE
Summe pro Woche		1840 kcal =	38,5 BE

Gemeinsam kann besprochen werden, welche Konsequenzen dies hat.

Es muss dringend deutlich gemacht werden, dass die Aktivitätserhöhung nur dann zu einer dauerhaften Blutzuckerkontrolle und Gewichtsreduzierung führt, wenn die Energiezufuhr auch dauerhaft konstant gehalten wird. Man darf sich für eine bewegte Woche gerne belohnen, aber sicher nicht mit zusätzlichen Kalorien.

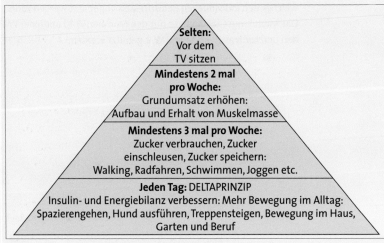

Abb. 8.3: Die Bewegungspyramide des Deltaprinzips Diabetes

Die Grafikdatei zur diabetesspezifischen Bewegungspyramide findet sich auf der ⊘.

W 10 Integration der Bewegung in den Alltag

Ziel	Unterstützung bei der langfristigen Integration ausreichender körperlicher Aktivität in den Alltag.
Erläuterung	Nur wenn es gelingt, körperliche Aktivität zum festen integralen Bestandteil des Lebensstils zu machen, ist der nachhaltige Nutzen des Deltaprinzips Diabetes gesichert. Das Deltaprinzip ist keine zeitlich begrenzte Diät, sondern auf Dauerhaftigkeit angelegt. Dazu ist es notwendig, individuelle Potenziale und Nutzerbarrieren der Teilnehmer zu analysieren, diese zu nutzen beziehungsweise abzubauen.
Zeitdauer	5–10 min
Methode	Es empfiehlt sich die Nutzung der in W 8 vorgestellten Bewegungstagebücher und/oder Schrittzähler. Daraus werden zunächst die Potenziale abgeleitet:

- Welche Aktivitäten machen Sie gerne?
- Welche Aktivitäten fallen Ihnen leicht?
- Welche Alltagsaktivitäten (Weg zur Arbeit, Weg zum Einkaufen) können genutzt werden?
- Können Sie während Ihrer beruflichen Tätigkeit mehr körperliche Aktivität einbauen?
- Welche Spazierwege gibt es direkt bei Ihrer Wohnung?

In einem zweiten Durchgang sollten mögliche Nutzerbarrieren angesprochen werden:

- Warum konnten Sie nicht mehr aktiv sein?
- Was hindert Sie, aktiver zu sein?
- Wie können mögliche Barrieren abgebaut werden?
- Erhalten Sie Unterstützung von Ihrer Umwelt?

Es wird in dem einen oder anderen Fall notwendig sein, eine individuelle Besprechung und Beratung durchzuführen. Dies sollte bei der Planung berücksichtigt werden.

Hinweis

Sie werden als häufigste Antwort das Argument „Ich hatte keine Zeit!" hören. Machen Sie unbedingt deutlich, dass dies lediglich eine Frage der Prioritäten ist. Hier scheinen andere Dinge noch wichtiger zu sein! Keine Zeit heißt, dass dem Teilnehmer noch andere Dinge wichtiger sind. Essen fällt wohl bei keinem der Teilnehmer mit dem Argument „keine Zeit!" aus.

Das Modul muss mit dem Modulen W 8 verbunden werden und kann auch im Modul W 11 genutzt werden.

W 11 Kalt, Regen und null Bock! Wie gehe ich mit Hindernissen um? Teil 1 Problemlösungsstrategien

Ziel	Vermittlung von unterstützenden Problemlösungsstrategien bei ungünstigen Bedingungen und Hindernissen. In W 11 geht es mehr um die handlungsbezogenen Hindernisse, in W 12 mehr um die kognitiven und einstellungsbezogenen Barrieren.
Erläuterung	Entscheidend für die Umsetzung des Deltaprinzips sind die Regelmäßigkeit und die Langfristigkeit. Es ist deshalb dringend notwendig, mögliche Hindernisse oder Nutzerbarrieren rechtzeitig zu erkennen und Hilfestellung bei der Bewältigung der Probleme zu leisten. Grundsätzlich sollten wir aber weniger Probleme für den Teilnehmer lösen, denn diese werden immer wieder auftauchen. Sinnvoll scheint daher die Vermittlung von Problemlösungsstrategien.
Zeitdauer	10–15 min Es ist aber davon auszugehen, dass diese Probleme eher begleitend als in einem abgeschlossenen Modul angesprochen werden müssen.

Methode	Anstelle von methodischen Hinweisen sind hier wohl eher grundsätzliche Überlegungen geeignet. Auf der Basis von Erkenntnissen aus der kognitiven Verhaltenstherapie lassen sich bewährte Schritte einer Problemlösefertigkeit entwickeln [vgl. dazu Copper, Fairburn & Hawker 2008, 69 ff.]:
	• **Rechtzeitiges Erkennen des Problems**
	  „Ich komme einfach nicht dazu, mich ausreichend zu bewegen."
	• **Exakte Benennung des Problems**
	  „Ich bewege mich zu wenig!"
	• **Sammeln von möglichst vielen Lösungsmöglichkeiten**
	  Zum Beispiel: früher aufstehen; den Weg zur Arbeit nutzen; mehr Bewegung im Beruf; mit dem Lebenspartner walken; ein Fahrrad kaufen und nutzen ...
	• **Prüfen der Umsetzungswahrscheinlichkeit der Lösungen**
	  Erstellen einer Pro- und Kontraliste
	• **Entscheidung für die „beste" Lösung**
	• **Umsetzung der Lösung**
	Potenzielle Nutzerbarrieren können als Einstieg gesammelt werden.
	Einstieg mit der Frage nach den Bedingungen, unter denen die Teilnehmer in keinem Fall rausgehen, um sich zu bewegen. Diese sollten gesammelt werden und gemeinsam auf ihren Charakter als Nutzerbarriere überprüft werden. Die Anschaffung wetterfester Kleidung kann schon einen wichtigen Schritt darstellen. Aus Zeitgründen kann die weitere Problemlösung als Hausaufgabe für die Teilnehmer gestellt werden.
	Beispielaufgabe: Winter, es ist kalt, nass und dunkel. Wie komme ich zu ausreichender Bewegung?

W 12 Kalt, Regen und null Bock! Wie gehe ich mit Hindernissen um? Teil 2 Antizipation von Problemen und Verhalten des Therapeuten

Ziel	Antizipation von häufigen Problemkonstellationen, die nicht nur einfache Hindernis-se darstellen, und Vermittlung von angemessener, aber einfühlender Distanz.
Erläuterung	Es liegt in der Natur des Problems, dass jeder Betroffene schon zahlreiche, oft sehr persönliche Erfahrungen zum Thema Gewichtsregulation gesammelt hat und diese in der Regel negativ geprägt sind (sonst wäre er wohl nicht hier). Es ist deshalb schwer, entstehende Probleme zu antizipieren. Auf der Grundlage von Erfahrungen und Therapiemanualen [Cooper, Fairburn & Hawker 2008] lassen sich typische Situa-tionen erkennen.

Wichtig ist der Hinweis, dass alle Vorgaben letztendlich in die Selbststeuerung und Selbstverantwortung des Teilnehmers münden sollen. Alle Vorgaben sind als Richtli-nien zu verstehen, die der eigenen Entscheidung unterliegen.

Anstelle von Hinweisen zur Methodik finden sich hier Vorschläge und Anregungen, wie mit diesen Situationen umgegangen werden kann. Es wird davon ausgegangen, dass der Teilnehmer schon selbst erfolglos versucht hat, das Problem zu lösen (Modul W 11).

Typische Konstellationen sind:

* Es fällt dem Teilnehmer schwer, regelmäßig körperlich aktiv zu sein.
    → gemeinsame Analyse des Bewegungstagebuchs
    Integration in den Alltag
* Der Teilnehmer findet keine für ihn angenehme körperliche Aktivität.
    → Erstellen einer Liste von möglichen Aktivitäten, daraus Erstellen einer individu-ellen Rangliste
* Der Teilnehmer verliert kein Gewicht.
    → ergänzendes Ernährungstagebuch
    Kontrolle, ob die Energiebilanz durch die Ernährung verändert wird (bei sehr vielen Teilnehmern signalisieren vorsteinzeitliche Gene eine unbewusste Erhöhung der Nahrungszufuhr, der Teilnehmer isst wie immer!)
* Der Teilnehmer belohnt sich nach körperlicher Aktivität mit Essen.
    „Haben Sie tatsächlich mehr Hunger?"
    „Wie kann dieser Automatismus durchbrochen werden?" (z.B. nur Trinken von Mi-neralwasser)
    „Wie können Sie sich nach der körperlichen Aktivität in anderer Weise belohnen?"

Für die Bearbeitung solcher Kommunikationskonstellationen haben sich bestimmte Grundhaltungen aus den Techniken zur psychotherapeutischen Gesprächsführung bewährt [vgl. dazu Rauscher 2004; Cooper, Fairburn & Hawker 2008]:

* **Einfühlendes Verstehen und Empathie**
    „Ich verstehe, dass es Ihnen schwer fällt, sich nach einem Arbeitstag noch aufzu-raffen."
* **Herausgreifen positiver Aspekte**
    „Schön, dass Ihnen der Spaziergang gutgetan hat."
* **Bewertungsfreie Hilfe bei Problemlösungen**
    „Wie wäre es, nach der Aktivität Mineralwasser zu trinken?"
* **Festlegung von einfachen, aber realistischen Zielen**
    „Es wäre schön, wenn Sie in der nächsten Woche dreimal eine halbe Stunde spa-zieren gehen."

8.3 Module: Handeln

Wer macht, hat Macht über seine Krankheit!

Basisinformation für diese Module
Diese Module beschreiben die wichtigsten Inhalte der Bewegungseinheiten. Für die Modulbeschreibung wird davon ausgegangen, dass eine grundständige sportpädagogische und sporttherapeutische Qualifikation des Kursleiters vorhanden ist. Diese Module sind deshalb keine umfassenden Gebrauchsanleitungen, sondern konzentrieren sich vorwiegend auf die Aspekte, die für eine erfolgreiche Hinführung zu vermehrter körperlicher Aktivität und damit zur Umsetzung des Deltaprinzips Diabetes wichtig sind. Die didaktischen Überlegungen sind durch eine Orientierung an den ICF-Vorgaben gekennzeichnet. Im Kapitel 8.5 finden sich dazu weitere Hinweise und Vorschläge.

Trotzdem sei hier an methodische Prinzipien erinnert, die für die Gruppe der überwiegend körperlich inaktiven Diabetiker von Bedeutung sind:

◢ Kinder haben sie in aller Regel, aber nur wenige Erwachsene haben sie sich erhalten, Bewegungsmuffeln fehlt sie definitiv: die **Funktionslust**, die Freude am Handlungsvollzug, an aktiver selbstbestimmter Bewegung. Wenn es auch nur, was schon schwer genug ist, ansatzweise gelingt, diese Funktionslust wieder zu erwecken, haben wir schon sehr viel erreicht.

◢ **Körperliche Aktivität muss vom Teilnehmer angenehm erlebt werden** und geeignet sein, die bisherigen negativen Erfahrungen zu verdrängen. Bewegung ist für die meisten Teilnehmer mit aversiven, also unangenehmen Reizen verbunden. Jede Form von Überforderung, die dieses Vorurteil bestätigt, sollte vermieden werden. Allerdings muss klar gemacht werden, dass es während der Aktivität durchaus normal ist, Unlust zu empfinden. Diese wird aber durch das Lustempfinden nach der Aktivität kompensiert. Die Beanspruchung muss so gewählt werden, dass daraus keine Bestätigung der aversiven Einstellung gegenüber körperlicher Aktivität erfolgt.

◢ **Differenzierung von körperlicher Beanspruchung und Belastung**
In der Arbeitsmedizin wird zwischen psychischen Belastungen und Beanspruchungen genau differenziert. Es gibt dafür sogar eine normierte Definition: „Psychische Beanspruchung ist die unmittelbare und nicht langfristige Auswirkung der psychischen Belastung im Individuum in Abhängigkeit von seinen … individuellen Voraussetzungen." (DIN ISO 10075-1) Diese Unterscheidung soll hier auch für die körperlichen Belastungen gelten. Diese sind demnach so zu wählen, dass daraus möglichst nur angemessene positive Beanspruchungen erwachsen.

◢ **Überforderung vermeiden**
Ein wichtige Konsequenz aus den genannten Punkten ist die, Überforderung zu vermeiden. Zur Objektivierung der Belastungen und der daraus entstehenden Beanspruchungen eignet sich die häufig benutzte Borg-Skala (s. Kasten und Abb. 8.4). Diese dient hier nicht nur der Belastungskontrolle, sondern soll als entscheidender Vermittler zwischen objektiver Beanspruchung und subjektiver Belastung genutzt werden.

◢ **Eingeschränkte Organleistungsfähigkeit**
Die in vielen Bereichen eingeschränkte Organleistungsfähigkeit, insbesondere auch des Herz-Kreislauf-Systems, legt es nahe, sehr behutsam einzusteigen, vorsichtig zu dosieren und möglichst genau auf mögliche Signale der Überbelastung zu achten.

◢ **Rückmeldung von Erfolgen**
Die aversive Einstellung gegenüber körperlicher Aktivität und Bewegung führt oft dazu, dass die Teilnehmer auch keine Wahrnehmungskanäle oder nur eingeringe Sensibilität für vorhandene positive

Effekte haben. Diese Wahrnehmung muss deshalb oft erst gezielt geschaffen werden (W 4 und W 5).

◢ **Alltagsbezug herstellen**

Durch die geringen Bewegungserfahrungen fällt es den Teilnehmern oft schwer, einen Transfer von Bewegungsaktivitäten in den Alltag zu leisten. Die Distanz zwischen Bewegung und ihrem täglichen Leben muss erst verringert, dann vollständig abgebaut werden. Bewegung muss ein integraler Bestandteil des Lebens werden. Dazu eignet sich ein Einstieg über Aktivitäten im engeren Lebensumfeld.

◢ **Motivieren**

Motivation ist ein Schlüsselbegriff, wenn es um Bewegung geht. Im Kapitel 7.4 wurde das Thema vor dem Hintergrund des Erwartung-mal-Wert-Modells bereits erläutert. Einige einfache Hinweise unterstützen und operationalisieren diese Modellanschauung. Die Motivation wird vorhanden sein, wenn

– die Tätigkeit Spaß verspricht,
– die Tätigkeit von anderen erwartet wird,
– die Tätigkeit ein erkennbares und wünschenswertes Ergebnis hat,
– der Teilnehmer in der Lage ist, das Ergebnis selbst herbeizuführen,
– der Teilnehmer ein möglichst hohes Maß an Selbstregulationskompetenz erhält.

Im weiteren Verlauf finden sich unter dem Begriff ergänzende Hinweise, um für die Teilnehmer langfristige Bindungen an körperliche Aktivität zu schaffen. Der therapeutische Einsatz der Bewegung ist in aller Regel damit verbunden, dass es zu synchronen Wirkungen kommt, bei denen die funktionellen Anpassungen, Wissensvermittlung und psychosozial-emotionale Wirkungen nahezu gleichzeitig auftreten. Dies sollte zur wechselseitigen Verstärkung der Ebenen bewusst angesteuert und die Module aus den anderen Bereichen sinnvoll eingepasst werden.

Borg-Skala

Zur Einschätzung der Anstrengungsempfindung bei körperlicher Arbeit eignet sich die seit vielen Jahren verwendete Borg-Skala, auch bekannt unter der Abkürzung RPE (Rate of Perceived Exertion). Mit der Skala kann das subjektive Anstrengungsempfinden einer Person objektiv messbar gemacht werden. Erreicht wird dies durch die subjektive Einschätzung einer Person, wie anstrengend oder auch nicht eine körperliche Belastung empfunden wird. Das geäußerte Anstrengungsempfinden ist Spiegel der subjektiven Wahrnehmung der Reizintensität einer gegebenen körperlichen Belastung.

Die Einschätzung von Ermüdungszuständen sowie eine Einschätzung des allgemeinen Zustandes und die der vorhandenen Ermüdung wird anhand einer numerischen Skala möglich, die aus Abbildung 8.4 ersichtlich ist. Die Skala muss dem Teilnehmer vor und während des Programms erklärt und gezeigt werden und gilt bei allen Interventionen als Maß für das subjektive Anstrengungsempfinden.

Die Reproduzierbarkeit der Skala ist sehr gut möglich. Darüber hinaus bestehen enge Korrelationen zwischen dem RPE-Wert und den physiologischen Parametern wie Herzfrequenz, Laktat, Atemfrequenz und Sauerstoffaufnahme während der Belastung. Der Herzfrequenz wird hier eine besondere Bedeutung zugeschrieben. Durch die Multiplikation mit dem Faktor 10 des erreichten Skalenwertes sollte näherungsweise die Herzfrequenz unter dynamischer Belastung abgebildet werden. Grobe Abweichungen sind gerade bei bewegungsungewohnten Diabetikern zu erwarten (z.B. Borg-Wert 17 und Puls 100) und müssen mit dem Teilnehmer besprochen werden.

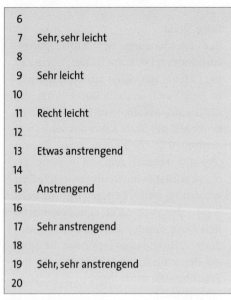

6	
7	Sehr, sehr leicht
8	
9	Sehr leicht
10	
11	Recht leicht
12	
13	Etwas anstrengend
14	
15	Anstrengend
16	
17	Sehr anstrengend
18	
19	Sehr, sehr anstrengend
20	

Abb. 8.4: Einschätzungen der Belastung nach der Borg-Skala

Welcher Umfang an körperlicher Aktivität sollte angestrebt werden?

Während inzwischen die aktuellen Empfehlungen für gesunde Erwachsene eine tägliche körperliche Aktivität im Umfang von insgesamt 30 Minuten empfehlen, sollten für den Diabetiker zunächst folgende Umfänge angestrebt werden:

◢ **Gesamtumfang**
Der Diabetiker sollte über die Gesamtdauer von mindestens 2,5 Stunden (150 min) pro Woche aktiv sein.

◢ **Periodisierung**
Er sollte an mindestens drei nicht aufeinander folgenden Tagen aktiv sein.

◢ **Umfang** (gemessen in metabolischen Aquivalenten, METS)
Es sollten pro Woche 12–15 MET/Stunden erreicht werden. Dies wird z.B. erreicht durch Walken mit 5 METS über die anzustrebende Mindestdauer von 2,5 Stunden.

◢ Ein **zusätzliches Krafttraining** (Module H 4 und H 5) ist dringend anzuraten.

H 1 In Bewegung bringen: Einführung in ein angepasstes Walkingtraining

Nimm deinen inneren Schweinehund an die Leine und geh mit ihm spazieren!   *(Kurt Hahn)*

Ziel	Hinführung zu ersten Aktivitätseinheiten und Sammlung erster positiver Erfahrungen mit Ausdauerbelastungen, langsamer Aufbau von Ausdauerleistungsfähigkeit im Bereich Gehen und Walking, Abbau von aversiven Einstellungen gegenüber körperlicher Aktivität. Das übergeordnete Ziel der drei Module H 1, H 2 und H 3 besteht darin, 20–30 Minuten ohne Unterbrechung zu walken.
Erläuterung	Gehen stellt für die Zielgruppe der Diabetiker eine nahezu ideale Form der Aktivität dar. Da sie im Rahmen des Programms eine besondere Stellung einnimmt, soll dies hier noch ausführlicher begründet werden. Unter Walking versteht man ein forciertes Gehen mit verstärktem Armeinsatz über einen längeren Zeitraum hinweg. Deutlich abzugrenzen ist Walking einerseits von der leichtathletischen Disziplin Gehen und andererseits vom Gehen im Alltag mit geringerem Tempo. Inzwischen haben sich verschiedene Formen des Walkings mit unterschiedlichen Belastungen herausgebildet (z.B. Powerwalking; vgl. die zu diesem Thema zahlreich vorhandenen Praxisbücher). Eines der größten Probleme bezüglich der Motivation zu mehr Bewegung besteht im offensichtlichen Widerspruch zwischen vorhandenem Wissen und tatsächlicher Ausübung der sportlichen Aktivität. „Those who know, but don't do" werden auch in der internationalen Literatur als die zentrale sportwissenschaftliche Herausforderung betrachtet. Dies gilt auch für Menschen, die an Diabetes leiden. Entscheidend ist hier die Reduzierung von mehr oder weniger versteckten Nutzerbarrieren. Besonders hinsichtlich der in der Literatur als dominierende Hindernisse diskutierten Faktoren, wie mangelnde Zeit, fehlende Gelegenheit etc. [vgl. Huber 1999], bietet Walking in Kombination mit den gesundheitlichen Aspekten einige wesentliche Vorteile, die sich in folgender Weise zusammenfassen lassen:

- **Geringe Nutzerbarrieren**
  - Walking kann überall ausgeführt werden und erfordert keine besonderen Sportstätten. So entfällt auch der Weg zur Sportstätte, da die Aktivität direkt vor der Haustür beginnen kann.
  - Walking kann ohne besondere sportmotorische Fertigkeiten ausgeübt werden und erfordert, zumindest am Anfang, keine besondere Technik. Erst im Verlauf der eigentlichen Aktivität können bei Bedarf Variationen des Walking erlernt und trainiert werden.
  - Zu Beginn reichen bereits leichte Kleidung oder normale Sportkleidung und passendes Schuhwerk aus.
  - Walking kann alleine oder in der Gruppe betrieben werden, es besteht also keine Abhängigkeit von einer bestimmten Trainingszeit oder Gruppe.
- **Gesundheitsbezogene Aspekte**
  - Im Vergleich zum Jogging wird der Bewegungsapparat beim Walking insbesondere in der Bewegungskette Sprunggelenk, Knie, Hüfte und Lendenwirbelsäule weitaus weniger belastet. Bereits beim Laufen mit einem Tempo von 9 km/h kommt es zu Stoßbelastungen, die im Sprunggelenk das 3- bis 3,5-Fache und im Knie bis zum 6-Fachen des Körpergewichtes ausmachen [vgl. Otte 1986; Hoffmann 1992].

H 1 Fortsetzung

Erläuterung	– Walkingtraining lässt sich über die klassischen Parameter des Trainings, wie Umfang und Häufigkeit, Intensität (Streckenlänge, Walkingstil etc.), auch von Laien steuern. – Walking lässt sich sehr gut in die Aktivitäten des Alltags- und Berufslebens integrieren. – „Als Nachfahre des Urmenschen kann sich der Gegenwartsmensch biotisch nicht von seiner Stammesgeschichte lossagen ..." [Israel 1992, 13]. Stammesgeschichtlich bestand für Hunderttausende von Jahren die hauptsächliche Tätigkeit der Spezies Homo sapiens sapiens als Sammler und Jäger darin, 20–30 Kilometer pro Tag zu gehen. Alle biologischen Systeme des Menschen sind auch heute noch auf diese Beanspruchung abgestellt. „We are designed for only one monotonously repeated exercise-walking" [Astrand 1986, 242]. Walking entspricht in ganz besonderem Maße diesem evolutionären Erbe des Menschen. Insgesamt legen diese Aspekte nahe, dass wir mit Walking eine Aktivitätsform zur Verfügung haben, die hervorragend geeignet ist, den Teilnehmer in Bewegung zu bringen.
Zeitdauer	20–25 min
Methode	Es ist nicht davon auszugehen, dass die Teilnehmer das Gehen, also den aufrechten Gang, erlernen müssen. Wir knüpfen also an bestehende Vorerfahrungen an und greifen nur dann ein, wenn grobe Verstöße gegen die menschliche Biomechanik auftreten. **Übung 1: Grundlegende Merkmale** Die Teilnehmer gehen zunächst in einem für sie angenehmen Tempo. Wir achten auf die wesentlichen Merkmale des Walking: • Körperhaltung aufrecht und leicht nach vorne gebeugt • Die Füße setzen nebeneinander auf • Ein Fuß hat immer Bodenkontakt (keine Flugphase im Gegensatz zum Jogging) • Die Kniegelenke sind beim Bodenkontakt leicht gebeugt • Die Arme schwingen gegengleich seitlich am Körper, keine Rotationsbewegung **Übung 2: Vom Gehen zum Walking** • Erhöhung der Schrittfrequenz (nicht der Schrittlänge) • Intensivierung des Armeinsatzes **Übung 3: Intervall** • Wechseln zwischen normalem Gehen und Walking • Unterschiede erkennen **Abschluss des Moduls** • Ohne Pause fünf Minuten lang Gehen • Selbstbeobachtung: Armbewegung, Schrittfrequenz, Fuß abrollen

H 2 Angemessenes Walkingtraining: Selbstständige Belastungssteuerung durch Zeitgefühl und Beanspruchungswahrnehmung

Ziel	Vermittlung der selbstständigen Belastungssteuerung durch die Wahrnehmung und angemessene Bewertung von Belastungszeichen. Dazu gehört das Pulsmessen und der Abgleich mit der Borg-Skala. Dazu muss immer die Querverbindung mit den Wissensmodulen hergestellt werden, um deutlich zu machen, dass gerade Ausdaueraktivitäten direkt den Kohlenhydratstoffwechsel günstig beeinflussen.
	Außerdem sollten positive Körpererfahrungen angesprochen werden, um die aversive Einstellung gegenüber körperlicher Aktivität weiter abzubauen.
	Das übergeordnete Ziel der drei Module H 1, H 2 und H 3 besteht darin, ca. 25–30 Minuten ohne Unterbrechung walken zu können.
Erläuterung	Die richtige Bewertung und Steuerung von Belastung und Beanspruchung ist die Grundlage für nachhaltige und langfristige körperliche Aktivität. Wir benutzen das Walking nicht nur zum Training, sondern zur Vermittlung der dazu notwendigen Kompetenzen und Fertigkeiten.
Zeitdauer	20–25 min
Methode	Der Vorschlag für dieses Modul besteht aus einer spezifischen methodischen Übungsreihe, bei der über die Wahrnehmung der Belastungszeit, der Gehgeschwindigkeit und des Pulses trainiert wird.

Übung 1: Vermittlung vom Zeitgefühl

Die Teilnehmer walken in einem für sie angenehmen Tempo. Die Aufgabe besteht darin, ohne auf die Uhr zu schauen, nach gefühlten 2–3 Minuten stehen zu bleiben:

- Abweichung stoppen (Wann steht der Erste, wann der Letzte?)
- Besprechung von falscher Zeitwahrnehmung
- Verringern sich die Abweichungen bei einer Wiederholung der Übung?
- Ergänzung oder Variation: Zwei Minuten gehen, die Strecke genau merken, dann versuchen, nach genau zwei Minuten wieder am Ausgangspunkt zu sein.
- Die Teilnehmer sollen lernen, mit einer Geschwindigkeit von ca. 6 km/h zu gehen. Dies bedeutet pro Minute 100 Meter und stellt für die Zielgruppe ein angemessenes Tempo dar. Für die folgenden Übungen sollte diese Geschwindigkeit zur Orientierung dienen.

Übung 2: Walkingtraining und darin eingebettet: Erlernen des Pulsmessens

- Erläuterung Pulsmessen
- Gehen mit Pulsmessen
- Zwei Minuten gehen, Puls schätzen und dann messen

Übung 3: Walkingtraining und darin eingebettet: Abgleich von objektivem und subjektivem Belastungsempfinden

- Vorstellung der Borg-Skala
- Nach einer Walkingphase Einschätzung des Borg-Wertes
- Nach einer Walkingphase wiederum Einschätzung des Borg-Wertes, aber danach Pulsmessen und durch 10 dividieren. Dies sollte der Borg-Wert sein (Puls 130 entspricht 13 = etwas anstrengend)
- Abweichungen sollten besprochen werden.

Hausaufgabe: Wie lange schaffen wir es zu walken, ohne uns erschöpft zu fühlen? Die Borg-Skala befindet sich auf der ⊘.

Es empfiehlt sich eine Verbindung mit dem Modul W 8 Bewegungstagebuch.

H 3 Angemessenes Walkingtraining: Steigerung der Belastung und Vertiefung

Ziel	Vermittlung der Fertigkeiten und Kompetenzen zum selbstständigen Walken. Das übergeordnete Ziel der drei Module H 1, H 2 und H 3 besteht darin, ca. 25–30 Minuten ohne Unterbrechung zu walken.
Erläuterung	Der Inhalt dieses Moduls ist stark von den bisherigen Lernfortschritten der Teilnehmer abhängig. Sollten keine gravierenden Schwierigkeiten mehr bestehen, kann Option 1 verfolgt werden.
	Die Teilnehmer sollten auch mit der Studie von Di Loreto et al. [2005] (vgl. Kap. 5) vertraut gemacht werden. Hier noch einmal gemeinsam das Verhältnis von Walkingstrecke umrechnen auf Schrittzahlen pro Woche und die dadurch bewirkte Senkung des HbA_{1c}-Wertes herausstellen (s. Abb. 8.5).

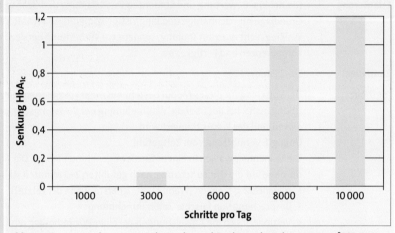

Abb. 8.5: Zusammenhang von Gehstrecke und Senkung des HbA_{1c}-Wertes [Di Loreto et al. 2005]

Zeitdauer	20–25 min
Methode	**Option 1**
	Übung 1: Kennenlernen und Einsatz eines „Walkingtachos"
	Kurze Vorstellung der Temposteuerung über die Schrittfrequenz nach dem Muster in Tabelle 8.2 (Schätzwerte für Körpergröße 1,75 m und Körpergewicht von 75 kg; insbesondere der Energieverbrauch kann je nach Gewicht stark abweichen.).

Tab. 8.2: Der „Walkingtacho"

	Schritte pro Minute	Geschwindigkeit in km/h	Energieverbrauch pro Minute in kcal	Dies entspricht einem Verbrauch an Kohlenhydraten pro Minute 1 g Kohlenhydrate liefert 4,1 kcal oder 17,1 kJ
Langsames Schlendern	40	2,4	3–4	1,0 g
Spazierengehen	60	3,6	4–5	1,2 g
Walking	100	6,0	5–6	1,4 g
Intensives Walking	120	7,2	7–8	2,0 g
Jogging	150 (größere Schrittlänge)	12,0	13–14	3,0–4,0 g

H 3 Fortsetzung

Methode

Übung 2: Kontrolle der Lernziele nach einem 10-minütigen Walkingtraining (s. Abb. 8.6)

- nochmalige Technikkontrolle, eventuell gegenseitig als Partnerübungen
- Pulsmessen
- mit Borg-Wert abgleichen
- Gehen mit Pulsmessen
- zwei Minuten gehen, Puls schätzen und dann messen

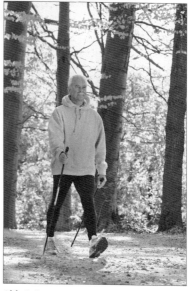

Abb. 8.6

Übung 3: Abbau aversiver Einstellungen gegenüber körperlicher Aktivität

- Wie fühlen Sie sich nach dem Training?
  - Herausarbeitung positiver Körpersignale
  - Erläuterung der als unangenehm empfundenen Körperwahrnehmung (z.B. Schwitzen, erhöhter Puls, Atemnot)

Übung 4: Alternative Ausdauermethoden

- Welche anderen Möglichkeiten gibt es für ein Ausdauertraining?
- Radfahren, Schwimmen, Jogging usw. (s. Abb. 8.7, Abb. 8.8, Abb. 8.9)

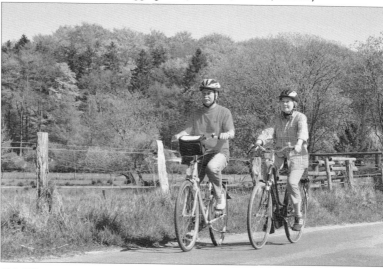

Abb. 8.7

H 3 Fortsetzung

Methode

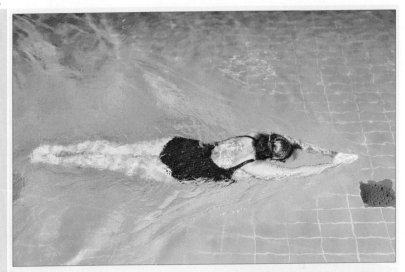

Abb. 8.8

- Erläuterung der Kriterien für ein Ausdauertraining:
  - Mindestens $1/5$ der Muskulatur sollte bewegt werden (z.B. die Beine), in der Regel zyklische Bewegungen, besonders günstige Effekte für das Herz-Kreislauf-System bei einer Trainingsdauer > 20 min (dies gilt nicht für die antidiabetischen Effekte und den Kalorienverbrauch; hier sind auch kleinere Zeiteinheiten hocheffektiv, hier macht es die Summe)

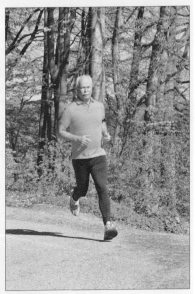

Abb. 8.9

Option 2
Übung: Fehlerkorrektur
Es kann auch notwendig zu sein, die Gruppe zu teilen und beide Optionen durchzuführen.
Sollten noch Probleme bei der Bewegungsausführung oder beim Pulsmessen vorhanden sein, müssen diese korrigiert werden.
Es empfiehlt sich eine enge Verbindung mit dem Modul H 4 zur Körpererfahrung sowie zu den entsprechenden Wissensmodulen.

H 3 Fortsetzung

Methode | **Hausaufgabe:** Training allein oder die Teilnehmer bilden zu zweit ein „Tandem", welches gemeinsam trainiert. Dies verbessert die Compliance erheblich. Das Ziel besteht darin, die Belastung so zu steuern, dass ca. 20 Minuten gewalkt werden kann, ohne völlig erschöpft zu sein. Dies ist die erste Voraussetzung, um die Aktivität als angenehm zu erleben.

H 4 Muskeltraining 1: Muskulatur – der Schlüssel zu Fitness

Ziel | Vermittlung grundlegender Übungen zum Aufbau und Erhalt von Muskulatur und Schaffung von Verständnis für die grundlegende Funktion der Muskulatur für die diabetesspezifische Stoffwechselbilanz und die alltagsbezogene Fitness.

Erläuterung | „Nicht sinnvoll!" so wurde lange Zeit das Muskeltraining für Menschen in der zweiten Lebenshälfte bewertet. Inzwischen wissen wir:

- Muskeltraining ist auch für ältere Menschen hochwirksam.
- Gerade für Diabetiker ist der Aufbau und oder Erhalt der Muskelmasse besonders wichtig.

Dabei ist es natürlich weniger das klassische Bodybuilding, bei dem mit hohen Gewichten und entsprechend weniger Wiederholungen gearbeitet wird, sondern ein eher moderates Muskeltraining mit geringen Gewichten und einer größeren Wiederholungszahl. Dazu reicht oft schon das eigene Körpergewicht aus.

Eine hinreichend ausgebildete Muskulatur ist für die Diabetiker nicht nur die Grundlage für die individuelle Fitness, sondern verbessert die Stoffwechselbilanz.

Fitness bedeutet in diesem Zusammenhang also die Fähigkeit, die alltägliche Belastung ohne übermäßige Ermüdung zu bewältigen. Darüber hinaus bedeutet Fitness, genügend Energie zu haben, um sein Leben zu genießen und auch unvorhergesehene Ereignisse zu bewältigen. Es ist davon auszugehen, dass bei den Teilnehmern Muskulatur relativ gering ausgeprägt ist und deshalb erst aufgebaut werden muss. Ein dazu notwendiges Muskelaufbautraining ist die am häufigsten verwendete Trainingsform im Gesundheits- und Präventionsbereich.

Das Training ist durch höhere Wiederholungszahlen (8–12) gekennzeichnet. Die Belastungsintensität liegt im mittleren Bereich (40–70%). Die Bewegungsausführung ist nicht allzu schnell gekennzeichnet. Die entsprechenden Leitlinien aus den USA und Kanada empfehlen eine Auswahl von acht Übungen, die an mindestens zwei Tagen der Woche durchgeführt werden sollen. In den ersten Wochen sollte jeweils eine Serie der Übungen mit ca. 8–10 Wiederholungen durchgeführt werden. Dies kann nach Leistungsfortschritt bis auf vier Serien gesteigert werden. Diese Trainingsempfehlungen entsprechen auch unseren Erfahrungen. Die neueren Trainingsempfehlungen des American College of Sports Medicine sind noch deutlich offensiver (vgl. http://www.acsm.org). Daraus resultieren die folgenden Empfehlungen für Diabetiker (sinngemäße Übersetzung durch den Verfasser):

- Krafttraining sollte durchgeführt werden, wann immer es möglich ist.
- Es sollten mindestens 8–10 Übungen durchgeführt werden, die die großen Muskelgruppen umfassen.
- Es sollte zu Beginn mindestens ein Satz mit 10–15 Wiederholungen bis zur Erschöpfung durchgeführt werden.
- Es sollte dringend auf drei Sätze mit 8–12 Wiederholungen gesteigert werden, da hier ein Maximum an diabetesspezifischen metabolischen Effekten erreicht wird.

H 4 Fortsetzung

Erläuterung	Das Ziel besteht auch darin, eine Vergrößerung des Muskelquerschnitts und dadurch eine höhere Muskelmasse zu erreichen. Da in der Regel nicht auf Krafttrainingsgeräte zurückgegriffen werden kann, beschränken sich die Beispiele auf den Einsatz des eigenen Körpergewichts und Therabänder (s. H 5), mit denen die entsprechenden Reize gesetzt werden können.
Zeitdauer	20 min
Methode	**Übung 1: Kräftigung der Schienbein- und Wadenmuskulatur**

Setzen Sie sich auf einen Stuhl, und stellen Sie beide Beine im rechten Winkel auf. Ziehen Sie nun die Zehen beidbeinig zum Körper hin an. Zählen Sie rückwärts von 100–90 (s. Abb. 8.10).

Heben Sie nun die Fersen an und gehen Sie auf die Zehenspitzen. Zählen Sie vorwärts von 40–50 (s. Abb. 8.11).

Dann wechseln Sie auf die Fersen. Zählen Sie vorwärts von 110–120 (s. Abb. 8.12).

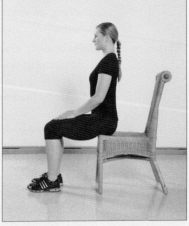

Abb. 8.10

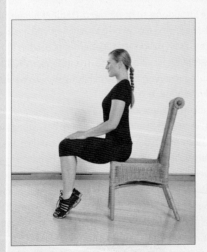

Abb. 8.11

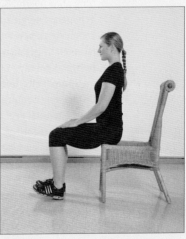

Abb. 8.12

Übung 2: Rumpfstabilisierung

Legen Sie sich auf den Rücken. Die Handinnenflächen liegen auf dem Boden. Stellen Sie beide Füße parallel auf (s. Abb. 8.13). Heben Sie das Becken vom Boden ab, bis Ihr Körper in einer geraden Linie ist (s. Abb. 8.14). Strecken Sie nun das linke Bein und ziehen Sie die Fußspitzen an. Zählen Sie von 0–20 in Zweierabständen (2–4–6–8 usw.). Wechseln Sie anschließend das Bein (s. Abb. 8.15).

H 4 Fortsetzung

Methode

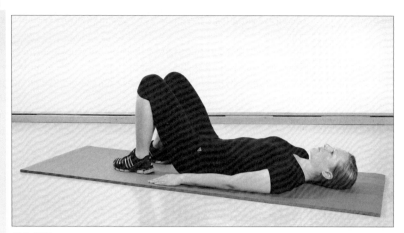

Abb. 8.13

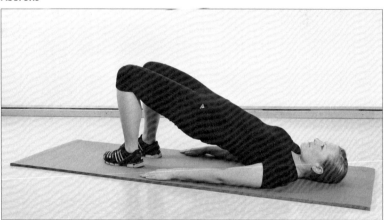

Abb. 8.14

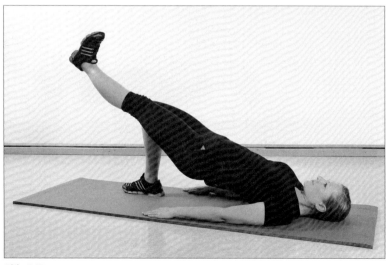

Abb. 8.15

H 4 Fortsetzung

Methode

Übung 3: Kräftigung Gesäßmuskulatur und Rückenstrecker und Rückseite der Oberschenkel

Gehen Sie in den Vierfüßlerstand. Beide Knie stehen nebeneinander (s. Abb. 8.16). Strecken Sie das rechte Bein nach hinten und heben Sie es an, bis es waagerecht ist. Wenn Sie mögen, ziehen Sie die Fußspitze zum Körper. Zählen Sie langsam von 1–6 (s. Abb. 8.17).

Probieren Sie auch eine „Waage": Nehmen Sie zum gestreckten Bein den diagonal gestreckten Arm mit nach vorne; die Daumen zeigen nach oben (rechtes Bein – linker Arm, linkes Bein – rechter Arm) (s. Abb. 8.18).

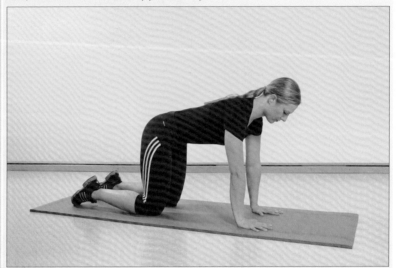

Abb. 8.16

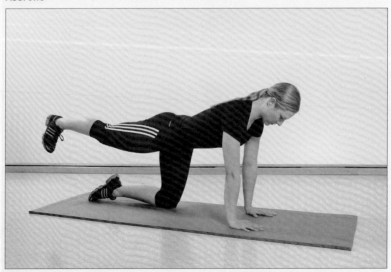

Abb. 8.17

H 4 Fortsetzung

Methode

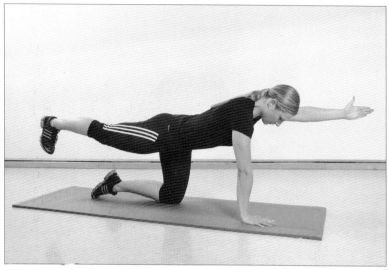

Abb. 8.18

Übung 4: Kräftigung der Bauchmuskulatur (schräge Bauchmuskulatur)

Legen Sie sich auf den Rücken, stellen Sie die Beine auf, ziehen Sie die Fußspitzen an und blicken Sie zur Decke. Beide Arme liegen neben Ihrem Körper auf dem Boden (Handflächen zum Boden). Heben Sie nun die Arme etwas vom Boden ab und ziehen dabei die Hände an (s. Abb. 8.19). Heben Sie den Schultergürtel und schieben Sie beide Arme in Richtung Ihrer Knie (s. Abb. 8.20). Buchstabieren Sie dabei das Wort Unterschenkel. Rollen Sie anschließend den Oberkörper wieder in die Ausgangslage zurück. Sie können diese Übung auch durchführen, indem Sie bei gleicher Armposition die Schulter anheben und den Oberkörper abwechselnd nach links und rechts ziehen (s. Abb. 8.21).

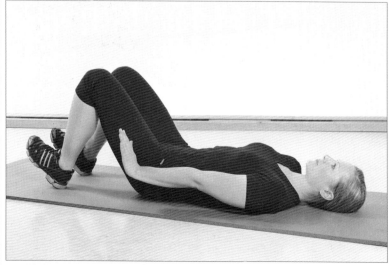

Abb. 8.19

H 4 Fortsetzung

Methode

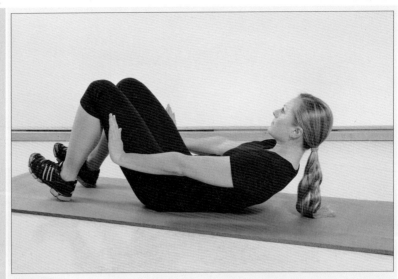

Abb. 8.20

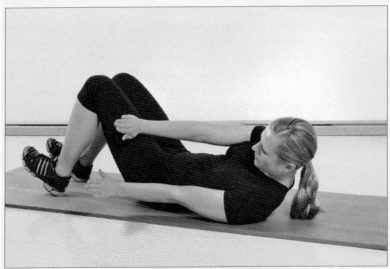

Abb. 8.21

H 4 Fortsetzung

Methode

Übung 5: Kräftigung der Brust- und Schultermuskulatur

Stellen Sie sich in Schrittstellung mit dem Gesicht zur Wand. Legen Sie beide Handflächen schulterhoch parallel auf die Wand. Versuchen Sie, die Wand wegzuschieben. Zählen Sie langsam rückwärts von 10–0.

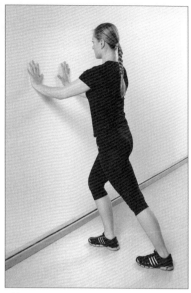

Abb. 8.22

Übung 6: Kräftigung der Oberschenkelmuskulatur

Stellen Sie sich rückwärts an eine Wand. Lehnen Sie den Rücken an. Setzen Sie sich auf einen imaginären Stuhl. Buchstabieren Sie das Wort Stuhl rückwärts. Diese Übung können Sie auch ohne Wand durchführen.

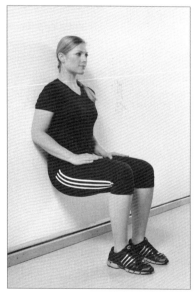

Abb. 8.23

H 4 Fortsetzung

| Methode | **Übung 7: Statisches Gleichgewicht/ Koordination**
Stehen Sie ruhig aufrecht. Gehen Sie in den Zehenstand und zurück. Versuchen Sie, dabei Ihr Gleichgewicht zu halten. | 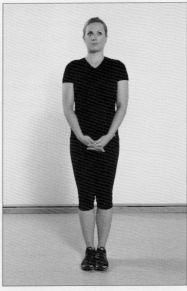 |

Abb. 8.24

Varianten:
- Stehen Sie dabei auf einem Bein.
- Stehen Sie auf beiden Beinen und schließen Sie die Augen.
- Stehen Sie auf einem Bein und schließen Sie die Augen.

Jeweils ca. 10-mal wiederholen.

H 5 Muskeltraining 2: Muskulatur als einziges Anti-Aging-Mittel

Ziel	Vermittlung grundlegender Übungen zum Aufbau von Muskelmasse, Schaffung von Verständnis für die grundlegende Funktion der Muskulatur für die Fitness.
Erläuterung	(s. Modul H 4)
Zeitdauer	20 min
Methode	Das einfachste Kleingerät, um leichte Dehn- und Kräftigungsübungen daheim durchzuführen, ist das Theraband. Dieses dehnfähige Gummiband gibt es in beliebigen Stärken (von gelb bis schwarz – von leicht bis schwer). Sie können das Theraband einfach falten (einfacher Widerstand), zweifach oder dreifach (Verstärkung). Sie können es ins Bad oder an den Schreibtisch legen oder es mit auf Reisen nehmen. Es ist so mobil, wie Sie es werden, wenn Sie das Band nutzen.

Ausführungshinweise für alle Übungen

- Gehen Sie bei allen Übungen im Stehen leicht in die Hocke.
- Versuchen Sie, Ihren Oberkörper aufrecht zu halten.
- Bei allen Übungen für die Beine sollten Sie sich festhalten können!
- Atmen Sie immer gleichmäßig ein und aus!
- Günstig wäre es, wenn Sie die Übungen vor einem Spiegel ausführen könnten.

Übung 1: Kräftigungsübungen Arme

Stellen Sie sich hüftbreit auf das Theraband. Halten Sie jeweils ein Ende des Therabandes in den Händen (s. Abb. 8.25).

Ziehen Sie beide Arme parallel aus der hängenden in die gebeugte Position und wieder zurück, die Daumen zeigen auswärts; 10–20-mal (s. Abb. 8.26).

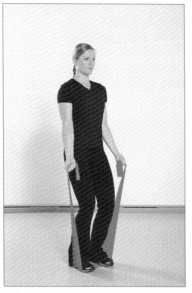
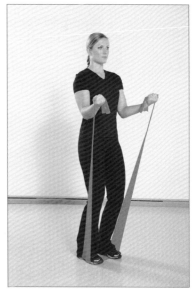

Abb. 8.25   Abb. 8.26

H 5 Fortsetzung

Methode	Stellen Sie sich mit beiden Beinen parallel in die leichte Kniebeuge. Das Band ist gefaltet zwischen beiden Händen. Die Hände halten Sie parallel nebeneinander in Bauchhöhe. Ihre Ellenbogen sind am Körper (s. Abb. 8.27).

Ziehen Sie die beiden Therabandenden auseinander und wieder zusammen; 10–20-mal bzw. ziehen Sie mit den geballten Fäusten Richtung Schulter (s. Abb. 8.28).

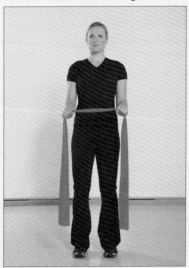
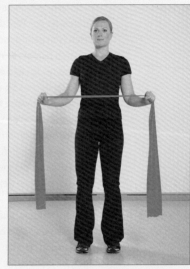

Abb. 8.27   Abb. 8.28

Übung 2: Kräftigungsübungen Brustmuskel

Nehmen Sie die gleiche Position ein wie zuvor. Halten Sie nun das gefaltete Band vor Ihrer Brust (s. Abb. 8.29).

Ziehen Sie das Band auseinander und wieder zusammen; 10–20-mal. Dies geht auch in verschiedenen Positionen (s. Abb. 8.30, Abb. 8.31, Abb. 8.32):

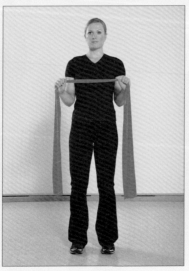
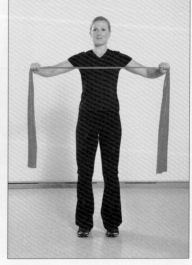

Abb. 8.29   Abb. 8.30

H 5 Fortsetzung

Methode

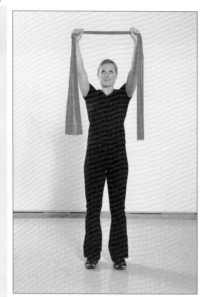

Abb. 8.31

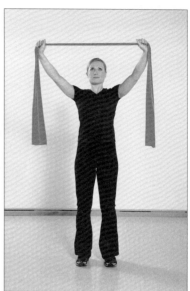

Abb. 8.32

Knoten Sie das Band an das Treppengeländer o. Ä. und stellen Sie sich mit dem Rücken in Schrittstellung vor das Treppengeländer. Das Band halten Sie in einer Hand hinter dem Rücken – Arm gestreckt (s. Abb. 8.33).

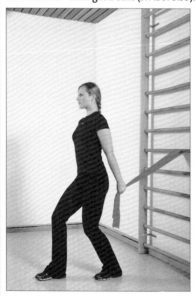

Abb. 8.33

Führen Sie das Band hinter dem Rücken nach vorne und zurück wie beim „Speerwerfen" – der Arm ist erst gebeugt, dann gestreckt, der kleine Finger geht der Bewegung voran; jede Seite 10–20-mal (s. Abb. 8.34, Abb. 8.35).

H 5 Fortsetzung

Methode

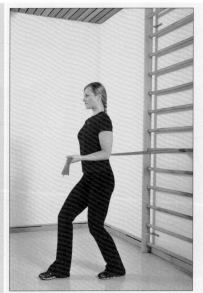 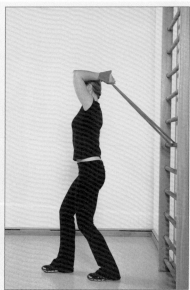

Abb. 8.34   Abb. 8.35

Übung 3: Kräftigungsübungen Rückenmuskulatur

Stellen Sie sich mit beiden Beinen parallel in die Kniebeuge. Das Band ist gefaltet zwischen beiden Händen. Die Hände halten Sie parallel nebeneinander über dem Kopf (s. Abb. 8.36).

Ziehen Sie das Band auseinander und wieder zusammen, sodass Sie das Band noch sehen können; 10–20-mal (s. Abb. 8.37).

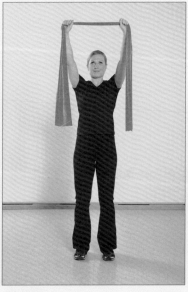 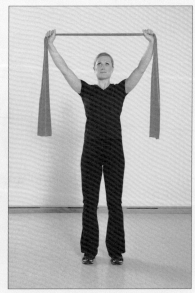

Abb. 8.36   Abb. 8.37

H 5 Fortsetzung

Methode
Stellen Sie sich mit beiden Beinen parallel in die Kniebeuge. Das Band ist gefaltet zwischen beiden Händen. Die Hände halten Sie parallel nebeneinander hinter dem Kopf in Nackenhöhe. Die Ellenbogen bleiben hinter dem Kopf (s. Abb. 8.38).
Ziehen Sie das Band auseinander und wieder zusammen; 10–20-mal (s. Abb. 8.39).

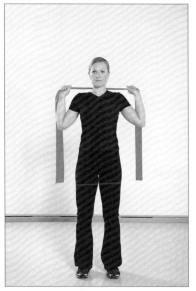 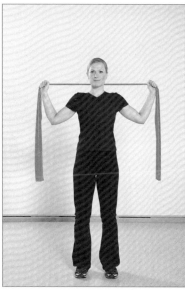

Abb. 8.38   Abb. 8.39

Übung 4: Kräftigungsübungen Oberschenkel
Setzen Sie sich auf den Boden. Fassen Sie jeweils ein Bandende mit jeder Hand. Stellen Sie Ihren Fuß auf das breite Bandmittelteil (s. Abb. 8.40).

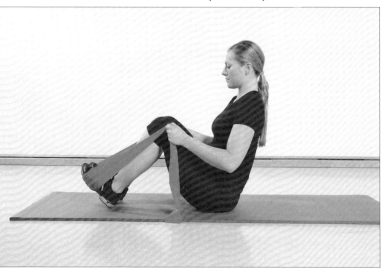

Abb. 8.40

H 5 Fortsetzung

Methode	Strecken Sie den Fuß nun in der Luft nach vorne und zurück (bis sich das Band strafft). Drücken Sie niemals die Kniekehlen ganz durch! Wechseln Sie die Beine; jedes Bein 10–20-mal (s. Abb. 8.41).

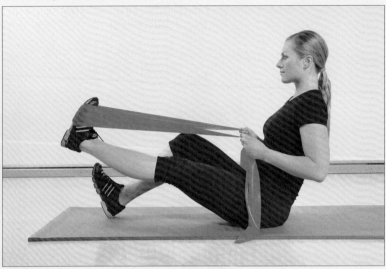

Abb. 8.41

Dann heben Sie beide Beine gleichzeitig hoch und straffen das Band. Diese Übung kräftigt auch Ihre Bauchmuskeln. Sie können diese Übung auch im Liegen ausführen (s. Abb. 8.42).

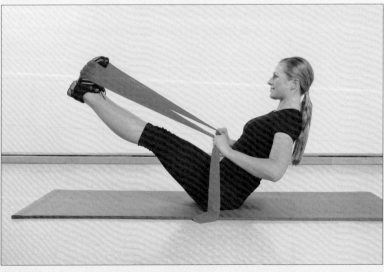

Abb. 8.42

H 5 Fortsetzung

Methode

Übung 5: Kräftigungsübungen Außenschenkel

Knoten Sie das Band an einen festen Gegenstand (Treppengeländer). Stellen Sie sich seitlich neben das Geländer. Führen Sie die Bandschleife mit der breiten Bandseite um den äußeren Knöchel. Das andere Bein führen Sie leicht zurück (s. Abb. 8.43). Führen Sie nun 10–20-mal das äußere Bein mit der Bandschleife weiter nach außen (s. Abb. 8.44).

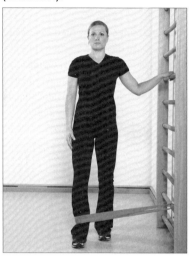

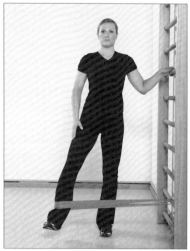

Abb. 8.43   Abb. 8.44

Übung 6: Kräftigungsübungen Gesäßmuskulatur

Knoten Sie das Band an einen festen Gegenstand (Treppengeländer). Führen Sie die Bandschleife um eine Wade. Stellen Sie sich frontal vor die Befestigung, beide Beine parallel. Halten Sie sich am Geländer fest (s. Abb. 8.45).
Führen Sie das Band nun mit dem Bein zurück und wieder nach vorne; 10–20-mal. Wechseln Sie das Bein (s. Abb. 8.46).

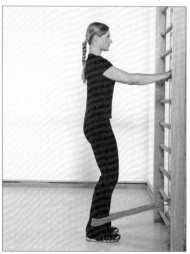

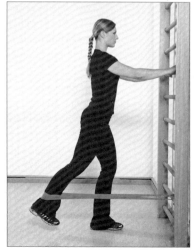

Abb. 8.45   Abb. 8.46

H 6 Körperwahrnehmung 1: Aufrecht und doch entspannt

Ziel	Erste Vermittlung der Wahrnehmung des eigenen Körpers. Im ersten Teil soll am Beispiel des aufrechten Stehens und des Gleichgewichts eine öffnende Sensibilität für Körpersignale erreicht werden. Mit einfachen Entspannungsübungen wird eine weitere Sensibilisierung für Körpersignale erreicht.
Erläuterung	Diabetes Typ 2 verläuft lange Zeit ohne Symptome oder gar Schmerzen. Für ein adäquates Selbstmanagement der Erkrankung ist es aber wichtig, eine erhöhte Sensibilität gegenüber dem eigenen Körper zu schaffen.
	Zunächst ist es wichtig, die vorhandenen Kanäle für die verschiedenen Formen der Körperwahrnehmung zu öffnen. Dazu dient als Einstieg ein einfaches Beispiel, bei dem propriozeptive Sinneswahrnehmungen genutzt werden. Entspannungsübungen werden von den Teilnehmern schon deshalb dankbar akzeptiert, weil sie einen natürlichen Ruhepol zur ungewohnten körperlichen Beanspruchung bilden.
	Wichtige Effekte der Entspannung sind [vgl. Petermann 1994]:
	<ul><li>neuromuskuläre Veränderungen in Form von Reduktion des Muskeltonus</li><li>kardiovaskuläre Veränderungen wie Gefäßerweiterungen, Reduzierung der Pulsfrequenz, Senkung des Blutdrucks</li><li>Verlangsamung der Atmung</li><li>Veränderungen des Hautwiderstandes</li><li>psychisch-emotionale Veränderungen schaffen die Grundlage für Verhaltensveränderungen</li></ul>
Zeitdauer	20 min
Methode	**Der aufrechte Stand** **Übung:**
	<ul><li>Stehen Sie aufrecht: Woher wissen Sie, dass Sie aufrecht stehen?</li><li>Gespräch auf propriozeptive Wahrnehmung, wie Muskelspannung, Druck der Fußsohlen usw., lenken</li><li>Stehen mit geschlossenen Augen zur verstärkten Konzentration auf die Signale</li><li>Stehen auf einem Bein mit offenen und geschlossenen Augen</li><li>Erläuterung der Bedeutung des aufrechten Standes und des festen Auftritts als wichtigem Persönlichkeitsmerkmal</li><li>Hinweis: Es empfiehlt sich, Teile dieses Moduls in den Ruhephasen von körperlich beanspruchenden Modulen durchzuführen. Allerdings sollte das Modul nicht so zerstückelt werden, dass der methodische Aufbau verloren geht.</li></ul>
	Einfache Entspannungsübungen **Übung 1: Atemübungen im Stehen, Sitzen oder Liegen** Der Atem ist ein Spiegel unserer körperlichen und geistigen Verfassung. Wie sehr unsere Gefühle und unser Denken den Atem beeinflussen, kennen wir aus unserer Umgangssprache: „Außer Atem sein", „Mir stockt der Atem". Mangelndes Durchatmen erzeugt Stress, und Kurzatmigkeit wiederum entsteht in Stresssituationen. Je mehr wir mit unserem Atem verbunden sind, desto gelassener und ruhiger atmen wir. Nicht ohne Grund wird uns manchmal in hektischen Situationen des Alltags wohlwollend geraten, doch „erst mal tief durchzuatmen". Wenn also mal wieder der Gegenwind im Alltag zunimmt, sollte man innehalten, ruhig atmen und eine der folgenden Atemtechniken üben. Sie dienen besonders der Beruhigung in den Abendstunden oder vor dem Schlafengehen.

H 6 Fortsetzung

Methode	**Wechselatmung: Ausgleich und innere Harmonie**

Wechselatmung: Ausgleich und innere Harmonie

Kommen Sie in einen aufrechten und bequemen Sitz.

Mit dem Ringfinger der rechten Hand wird während der Übung das linke und mit dem Daumen das rechte Nasenloch verschlossen.

Beachten Sie beim Verschließen der Nase, dass Ihr rechter Arm nicht am Brustkorb anliegt und dass der Kopf nicht sinkt.

Vor Beginn der Übung lauschen Sie einige Atemzüge lang dem ruhigen Kommen und Gehen Ihres Atems.

Atmen Sie durch beide Nasengänge ein.

Verschließen Sie mit dem Daumen das rechte Nasenloch, atmen Sie dann langsam über das linke Nasenloch aus und wieder ein. Bleiben Sie eventuell für einen kurzen Moment in der Atemfülle.

Schließen Sie das linke Nasenloch mit dem Ringfinger und atmen Sie ruhig über das rechte Nasenloch aus und wieder ein. Hier wieder eventuell in der Atemfülle verharren.

Atmen Sie langsam über links aus.

Fahren Sie mit diesem Wechsel fort, bis Sie merken, dass Ihr rechter Arm ermüdet. Zum Abschluss über links ein- und über beide Nasengänge ausatmen. Dann für einen Moment verweilen und genießen.

Übung 2: Mobilisations- und Dehnübungen
Streckung der Wirbelsäule und Belebung der Sinne

Legen Sie sich lang ausgestreckt auf den Rücken (s. Abb. 8.47). Beim Einatmen beide Arme nach oben über den Kopf führen und so weit wie möglich strecken (s. Abb. 8.48). Die Luft für einen kurzen Moment anhalten und dann beim Ausatmen die Arme wieder gestreckt nach unten führen. Alles loslassen (s. Abb. 8.49). Wiederholen Sie diese Übung drei Atemzüge lang.

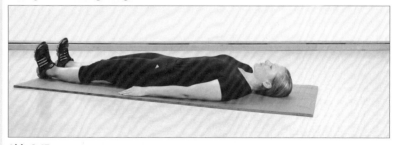

Abb. 8.47

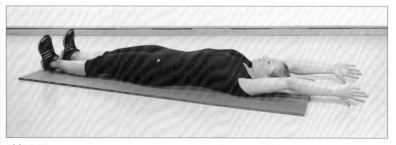

Abb. 8.48

H 6 Fortsetzung

Methode

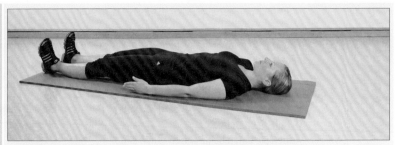

Abb. 8.49

Dehnung der Körperseiten und Anregung der inneren Organe
Liegen Sie entspannt auf dem Rücken. Ziehen Sie das linke Knie mit beiden Händen in Richtung Brust (s. Abb. 8.50). Legen Sie dann den linken Arm ausgestreckt zur Seite. Dann greifen Sie mit der rechten Hand die Außenseite des linken Knies und führen dieses mit sanftem Druck zur rechten Seite. Beide Schultern bleiben auf dem Boden (s. Abb. 8.51 und 8.52). Eventuell können Sie jetzt den Blick zur linken Hand gehen lassen (s. Abb. 8.53).
Wiederholen Sie diese Übung fünf Atemzüge lang. Drehen Sie dann langsam zurück zur Mitte und üben Sie mit der anderen Seite.

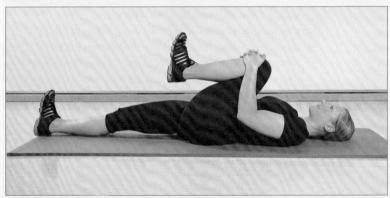

Abb. 8.50

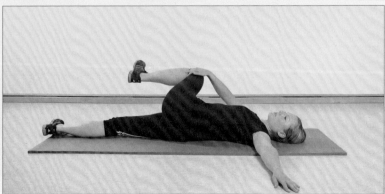

Abb. 8.51

H 6 Fortsetzung

Methode

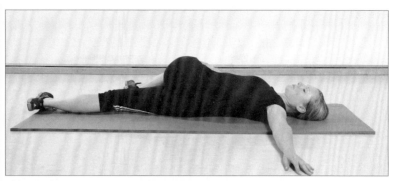

Abb. 8.52

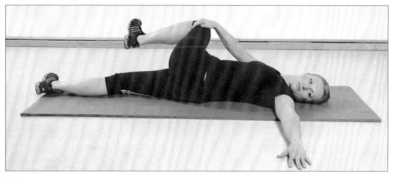

Abb. 8.53

Verbesserung der Durchblutung der inneren Organe und Anregung der Verdauung; Dehnung der Rückenmuskulatur; Gelenkmobilisation

Schaukeln Sie aus der Rückenlage (s. Abb. 8.54) mit angezogenen Knien ein paar Mal hin und her (s. Abb. 8.55) und schaukeln Sie sich dann nach oben ins Sitzen. Finden Sie einen entspannten Sitz. Atmen Sie nun tief ein und richten Sie dabei den Rücken auf (s. Abb. 8.56). Dann ausatmen und sanft nach vorne beugen – mit möglichst geradem Rücken.

Runden Sie den Rücken und rollen Sie beim Einatmen wieder langsam, indem Sie Wirbel für Wirbel abrollen, in die Ausgangslage zurück.

Wiederholen Sie die Übung fünf Atemzüge lang.

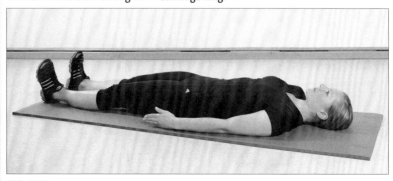

Abb. 8.54

H 6 Fortsetzung

Methode

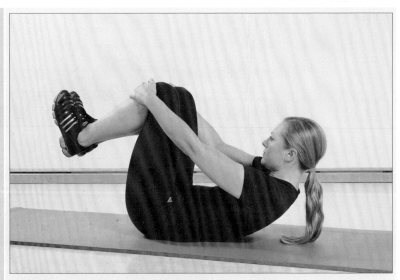

Abb. 8.55

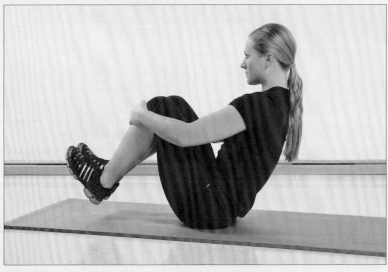

Abb. 8.56

H 6 Fortsetzung

Methode

Dehnübungen alleine und zu zweit

Seitdehnung

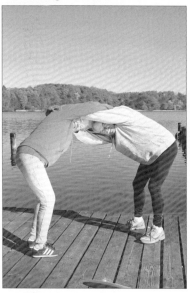

Abb. 8.57

Mobilisation Rücken

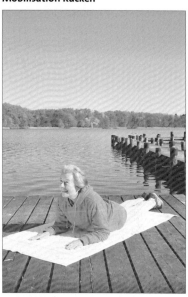

Abb. 8.58

Beindehnung

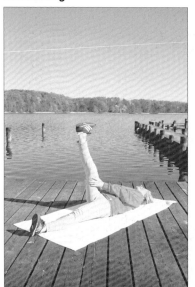

Abb. 8.59

Partnerübung Dehnen

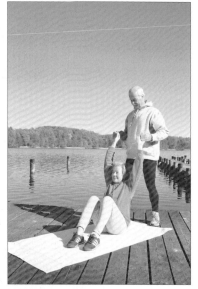

Abb. 8.60

H 6 Fortsetzung

Methode	**Mobilisation der Wirbelsäule und Schultergelenke**

Sitzen Sie aufrecht auf Ihrem Bürostuhl. Nehmen Sie beide Schultern zurück und drücken Sie die Brust nach vorn, bis Sie in einem leichten Hohlkreuz sitzen (s. Abb. 8.61). Lassen Sie sich dann entspannt langsam Stück für Stück nach vorne überfallen (s. Abb. 8.62, Abb. 8.63, Abb. 8.64). Lassen Sie das Kinn in Richtung Brust gebeugt und richten Sie sich Wirbel für Wirbel wieder in die aufrechte Sitzhaltung auf (s. Abb. 8.65). Wiederholen Sie diese Übung 3–5-mal.

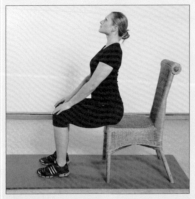

Abb. 8.61   Abb. 8.62

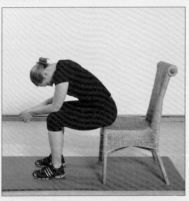
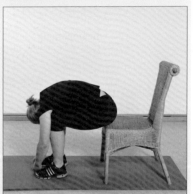

Abb. 8.63   Abb. 8.64

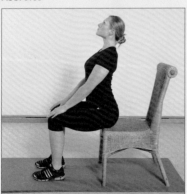

Abb. 8.65

H 6 Fortsetzung

Methode

Mobilisation der Wirbelsäule; löst Verspannungen; stimuliert Verdauung

Sitzen Sie aufrecht seitlich auf Ihrem Bürostuhl, sodass die Rückenlehne an Ihrer linken Seite ist (s. Abb. 8.66). Führen Sie die linke Hand an die rechte vordere Sitzkante. Halten Sie sich mit der rechten Hand an der Rückenlehne fest. Atmen Sie nun fünfmal ein und aus.

Wechseln Sie nun die Seite und atmen Sie erneut fünfmal ein und aus.

Sie können diese Übung intensivieren, indem Sie mit der Hand immer weiter von der vorderen Sitzkante an die hintere Sitzkante „wandern" (s. Abb. 8.67).

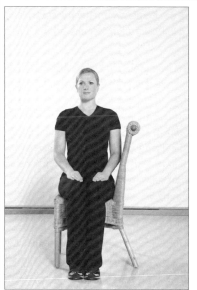
Abb. 8.66

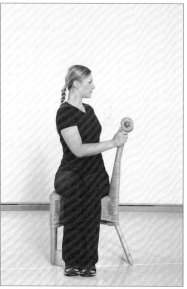
Abb. 8.67

Übung 3: Progressive Muskelentspannung

Dieses Verfahren wurde in den 30er-Jahren von dem Psychologen Edmund Jacobson [2002] in Amerika entwickelt und wird seit den 60er-Jahren auch in Deutschland eingesetzt. Dieses bekannte Entspannungsverfahren ist einfach anzuwenden und vom Teilnehmer zu erlernen. Die Progressive Muskelentspannung ist sehr einfach durchzuführen: Dazu werden verschiedene größere Muskelpartien angespannt und nach kurzer Zeit wieder entspannt. Der deutlich spürbare Kontrast in der Muskelspannung lässt Entspannungsgefühle deutlicher wahrnehmen.

Für die Durchführung haben sich bestimmte Abfolgen bewährt:

rechte Hand – rechter Unterarm – rechter Oberarm – linke Hand – linker Unterarm – linker Oberarm – Stirn – Augenpartie – Nase – Mundpartie/Unterkiefer – Nacken – Schultern – Rücken – Bauch – rechter Fuß – rechter Unterschenkel – rechter Oberschenkel – linker Fuß – linker Unterschenkel – linker Oberschenkel.

Diese Muskelgruppen sollten jeweils für 4–6 Sekunden kontrahiert werden. Die Konzentration sollte auf die der Anspannung folgende Entspannung gelenkt werden.

Zum Abschluss sollte der erzielte Entspannungszustand noch einige Minuten durch Liegen anhalten.

H 6 Fortsetzung

Methode	**Übung 4: Fantasiereise** Bei der Fantasiereise begibt man sich auf eine gedankliche Reise, bei der man sich in eine vertraute, angenehme Situation bringt. Fantasiereisen sind Texte zum Vorlesen bzw. Anhören, die Entspannung, positive Gedanken und Gefühle vermitteln. Die Reise können Sie sich selbst durch eigene Imagination vorstellen, oder Sie begeben sich auf diese Reise, indem Sie einer anderen Person zuhören.

H 7 Körperwahrnehmung 2: Achtsamkeit für den eigenen Körper

Ziel	Schulung und Vermittlung von Körperwahrnehmung. Im zweiten Teil soll eine verstärkte Achtsamkeit und damit auch mehr Verantwortung für den eigenen Körper erreicht werden.
Erläuterung	An Diabetes Typ 2 zu leiden, bedeutet, eine höhere Anfälligkeit oder Verwundbarkeit für bestimmte Erkrankungen zu haben, Es ist deshalb notwendig, eine erhöhte Achtsamkeit für den eigen Körper zu entwickeln und zu nutzen. Neben den bekannten Ansätzen zur Verbesserung der Körperwahrnehmung werden deshalb hier Anleihen beim Konzept der „Mindfulness" (Achtsamkeit) genommen [vgl. Langer 1990; Kabat-Zinn 2006]. Diese psychotherapeutischen Verfahren nutzen u.a. meditative Methoden. Sie sind inzwischen sehr stark in Mode und lassen sich hervorragend mit bewegungstherapeutischen Ansätzen verbinden, da auch in der ursprünglich nur psychotherapeutischen Durchführung Bewegungselemente eine große Rolle spielen. „Mindfulness" bedeutet zunächst nur die Hinwendung im aktuellen Augenblick auf die eigene Person und den eigenen Körper. Dabei spielt die Akzeptanz eine wichtige Rolle. Achtsamkeit bildet auch einen Gegenpol zur bisherigen Missachtung des eigenen Körpers, welche auch in der Diabeteserkrankung zum Ausdruck kommt. Prinzipien dabei sind: • Achte auf deinen Körper. • Geh behutsam mit deinem Körper um. Wir nutzen diese Hinwendung als grundsätzliche Einstellung, die unsere Körpererfahrungsmodule H 4 und H 5 begleitet. Es liegen allerdings noch keine Studien zur Wirksamkeit dieses Vorgehens bei Diabetikern vor. Der Einsatz scheint aber in einem biopsychosozialen Programm mehr als gerechtfertigt, da Diabetiker oft eine Art von Taubheit oder Blindheit gegenüber Körpersignalen zeigen, weshalb z.B. die Erkrankung oft sehr spät und zufällig entdeckt wird. Um Körpersignale für diese Zielgruppe überhaupt erst erfahrbar zu machen, sind methodische Schritte notwendig: 1. Die Übungseinheit soll so organisiert werden, dass Ruhephasen für die Übungen genutzt werden können. 2. Für die Teilnehmer ist es sehr hilfreich, wenn konkurrierende Sinne ausgeschaltet werden können. Die Konzentration auf die ungewohnten Körpersignale fällt dann leichter („Legen Sie sich bequem hin und schließen Sie die Augen"). 3. Körpererfahrungen stellen sich nicht von allein ein, sondern müssen gezielt angesprochen und herausgearbeitet werden. 4. Körpererfahrungselemente sollten nie zu sehr psychotherapeutisch wirken (dies ist nicht das Ziel und dazu fehlt uns die Qualifikation), sondern immer an der körperlichen Aktivität orientiert sein.

H 7 Fortsetzung

Erläuterung	5. Um Körpererfahrungen der Teilnehmer zu ermöglichen, muss der Kursleiter – **informieren:** Wohin soll die Aufmerksamkeit gelenkt werden? – **organisieren:** Aufgaben so gestalten, dass Körpererfahrung leichter wird. – **sensibilisieren:** zum Öffnen von Wahrnehmungskanälen animieren.
Zeitdauer	15–20 min
Methode	**Übung 1: Signale vom Körper empfangen nach einer Phase körperlicher Aktivität** • Das achtsame Wahrnehmen des ganzen Körpers (body-scan) spielt im Mindfulnessansatz eine wichtige Rolle. • Die Teilnehmer sollten sitzen oder liegen. • Was spüren Sie jetzt und hier? • Unterstützende und lenkende Fragen nach Muskelspannung, Atmung, Puls, Körperauflage etc. **Übung 2: Empfangene Signale vom Körper bewerten** • Welche der Signale sind angenehm und welche unangenehm? • Warum empfinde ich bestimmte Signale als unangenehm? • Können unangenehme Gefühle auch umgedeutet werden? (Erschöpfung ist für viele Menschen ein unangenehmes Gefühl, Erschöpfung nach dem Sport ist aber angenehm!) • Herausarbeiten von positiven Signalen, aber auch mehr „Verantwortung" für den eigenen Körper **Optional:** **Übung 3: Positive Körpersignale durch körperliche Aktivität hervorrufen** • Wie kann ich durch körperliche Aktivität positive Signale hervorrufen oder negative vermeiden? **Hausaufgabe:** Wie fühle ich mich nach einer Walkingeinheit? Sammeln und Aufschreiben von Körpersignalen. Dieses Modul ist besonders wirksam, wenn es in Verbindung mit den Modulen H 1, H 2, H 3 durchgeführt wird.

H 8 Koordination 1: Grundlagen

Ziel	Vermittlung einfacher und altersgemäßer Übungen zur Verbesserung der Koordination. In den beiden Teilen geht es vorwiegend um Gleichgewichtsfähigkeit und Reaktionsfähigkeit. Der erste Teil liefert die Grundlagen, der zweite die Vertiefungen.
Erläuterung	Koordinative Fähigkeiten werden im Zusammenhang mit Bewegung und Diabetes selten oder gar nicht berücksichtigt. Dies ist schwer nachvollziehbar, denn koordinative Fähigkeiten bilden die Basis zur Ausführungen aller Bewegungen, jegliche Art von körperlicher Aktivität. Dies gilt umso mehr, als gerade dann die koordinativen Fähigkeiten schwinden, wenn sie der Diabetiker besonders braucht; sie sind besonders stark von einem altersbedingten Rückgang betroffen.
	Dieser Rückgang ist aber weniger biologisch determiniert, als dass er durch den Rückgang an körperlicher Aktivität erklärt werden kann. Er lässt sich durch relativ wenig kompensatorische Übungen aufhalten oder gar revidieren. Sehr häufig steht bei einem Koordinationstraining die leistungsbezogene Optimierung der motorischen Fertigkeiten im Vordergrund. Im Gegensatz dazu geht es nun vor allem darum,
	• eine Bewegungsqualität zu schaffen, die als Grundlage für Bewegungsfreude dienen kann,
	• bestimmte Bewegungen so zu ökonomisieren, dass sie nicht mehr als belastend und damit als aversiv wahrgenommen werden,
	• die Gefahr einer schnellen und frustrierenden Ermüdung zu reduzieren,
	• die Verletzungsgefahr zu senken.
	Schon wenige geeignete Koordinationsübungen schulen Beweglichkeit, Gleichgewicht, Reaktionsvermögen, Orientierungsfähigkeit sowie Steuerungsvermögen. Eine besondere Rolle als Grundlage für die körperliche Aktivität insgesamt spielen dabei die Gleichgewichts- und Reaktionsfähigkeit. Diese sollen im ersten Teil besonders angesprochen und trainiert werden.
Zeitdauer	10–15 min
Methode	**Übung 1: Statisches Gleichgewicht**
	• Aufrechtes „ruhiges" Stehen
	• In den Zehenstand gehen (20 langsame Wiederholungen), Gleichgewicht dabei halten
	• Stehen auf einem Bein
	• Stehen auf einem Bein mit geschlossenen Augen (Bei diesen Übungen empfiehlt sich die Verbindung mit H 4, da hier auch die Körperwahrnehmung, insbesondere die Propriozeption, in hohem Maß geschult wird).
	Übung 2: Dynamisches Gleichgewicht
	• Gehen und balancieren über eine Langbank oder auf einer Linie
	• Schrittsprung; auf einem Bein landen und möglichst schnell sicher stehen
	Übung 3: Reaktionsübungen
	• einfache Startübung in Verbindung mit Walkingübungen
	• Gehen und Laufen im Wechsel auf optische oder akustische Signale

H 9 Koordination 2: Schaffung von Bewegungsfreude durch Spiele

Ziel	Vermittlung von Koordinationsübungen zur Vertiefung durch spielerische Vermittlung und dadurch Schaffung von Bewegungsfreude. Vertiefung zur Anpassungs- und Orientierungsfähigkeit.
Erläuterung	Für das diabetesspezifische Bewegungsprogramm sind neben der Gleichgewichts- und Reaktionsfähigkeit auch die Anpassungs- und Orientierungsfähigkeit von Bedeutung. Diese tragen insgesamt dazu bei, dass körperliche Aktivität weniger aversiv, sondern vielmehr als angenehm erlebt wird.
	Hierzu eignen sich besonders kleine Spiele mit einem möglichst geringen Konkurrenzgedanken. Diese haben neben der gleichzeitigen Koordinationsschulung weitere Vorteile:
	• Kleine Spiele haben ein einfaches Regelwerk.
	• Die Regeln sind variabel zu gestalten.
	• Kleine Spiele brauchen keine aufwendigen Spielgeräte, Tore oder Netze.
	• Kleine Spiele können mit variabler Teilnehmerzahl gespielt werden.
	• Kleine Spiele erfordern keine sportlichen Vorerfahrungen oder Fertigkeiten.
Zeitdauer	10–15 min
Methode und Spielvorschläge	Einfache Lauf- oder Fangspiele, z.B.:
	• **Kettenfangen:** Bei diesem Spiel braucht man möglichst viele Mitspieler. Unter den Spielern wird ein Fänger gewählt, vor dem die anderen weglaufen. Der Fänger versucht nun, einen Spieler zu fangen. Denjenigen, den er gefangen hat, nimmt er an die Hand wie bei einer Kette, und die beiden versuchen zusammen, die anderen zu fangen. Je länger die Kette wird, desto schwieriger wird es, die anderen zu fangen, da keiner die Kette loslassen darf. Gewonnen hat derjenige, der als letzter gefangen wurde.
	• **Komm mit – lauf weg:** Die Spieler bilden einen großen Kreis mit Blick zur Kreismitte. Ein Spieler läuft außen um den Kreis herum. Er tippt einem Spieler auf den Rücken und ruft dabei entweder „Komm mit!" oder „Lauf weg!". Der angetippte Spieler muss bei „Komm mit!" hinter dem Spieler herlaufen und bei „Lauf weg!" in die entgegengesetzte Richtung laufen. Wer als erster wieder an dem Platz des angetippten Spielers ankommt, darf dort stehen bleiben, der andere muss weiterlaufen und einen Spieler antippen.
	• **Faules Ei:** Die Mitspieler sitzen im Kreis. Ein Spieler läuft außen herum und lässt hinter irgendeinem Spieler einen Gegenstand fallen. Dieser Spieler muss nun den Gegenstand aufheben und dem ersten Spieler hinterherlaufen. Schafft er es, ihn einzuholen, so muss der erste Spieler in die Mitte, ins „faule Ei". Schafft es der erste Spieler dagegen, vorher den Platz des zweiten Spielers einzunehmen, so muss der zweite Spieler weitermachen und hinter einem Mitspieler den Gegenstand fallen lassen.
	• **Schwarz-Weiß-Spiel:** Die Spieler werden in zwei gleich starke Gruppen geteilt, in die schwarze und weiße Mannschaft. Sie stellen sich in der Mitte des Spielfeldes in zwei langen Reihen mit dem Rücken zueinander auf. Nun erzählt der Gruppenleiter eine Geschichte, in der häufig die Wörter schwarz und weiß vorkommen. Fällt das Wort weiß, so müssen die Spieler der weißen Mannschaft versuchen, ihre Hallenseite zu erreichen. Gleichzeitig müssen die Spieler der schwarzen Mannschaft versuchen, den Mitspieler, der hinter ihnen steht, am Weglaufen zu hindern.
	• **Staffelformen**, bei denen sich möglichst viele Teilnehmer gleichzeitig bewegen.

H 9 Fortsetzung

Methode und Spielvorschläge	Einfache Spiele mit Bällen:
	• Luftballons
	• Pushbällen
	• Pezzibällen
	New Games:
	Spielvorschläge finden sich (immer noch) im Standardwerk von Ehepaar Döbler „Kleine Spiele" [Ostberlin: Aufbau Verlag], aber inzwischen schneller im Internet. Hier einige Vorschläge:
	• http://www.kleine-spiele.org/
	• http://www.volleyball-training.de/aufwaermen_koordination.htm
	• http://www.thillm.de/thillm/service/publikation/demos/mat_088/pages/ueb/ beweg_spiel/spiele.htm
	Es wird empfohlen, dieses Modul mit den Modulen aus dem Bereich Emotion zu vernetzen.

H 10 JTG: Die Jeden-Tag-Gymnastik für Zuhause

Ziel	Vermittlung eines Kurzprogramms von sechs einfachen gymnastischen Übungen, die jeden Tag zu Hause durchgeführt werden sollen.
Erläuterung	Eine wesentliche Grundlage für den langfristigen Erfolg des Deltaprinzips Diabetes besteht in der Nachhaltigkeit und Regelmäßigkeit. Der Begriff Nachhaltigkeit kommt eigentlich aus der Forstwirtschaft. Für die Wälder muss immer ein feines Gleichgewicht zwischen Abholzen und Aufforsten gewahrt werden. Dieses Bild sollte auch dem Teilnehmer vermittelt werden, da auch der Diabetiker ein solches Gleichgewicht zwischen dem Verbrauch und der Aufnahme von Nahrung herstellen muss.
	Es ist deshalb erforderlich, innerhalb des Programms eine gebrauchsfertige Anleitung zur Durchführung eines kleinen Gymnastikprogramms zu erhalten. Die Übungen sollten weitgehend aus Kräftigungsübungen bestehen, die mit dem Theraband durchzuführen sind.
	Um die Durchführung zu unterstützen und zu erleichtern, empfehlen sich folgenden Gebrauchsanleitungen:
	• Die Übungen jeden Tag durchführen.
	• Die Übungen jeden Tag zur selben Zeit durchführen.
	• Empfehlung: Jeden Tag im Bad morgens oder abends nach dem Zähneputzen.
Zeitdauer	10 min
Methode	1. Auswahl der Übungen aus den Modulen H 4 und H 5
	2. Die Übungszusammenstellung kann unter Umständen an die individuellen Verhältnisse angepasst werden
	3. Durchführung der Übung in der Stunde
	4. Korrektur und Hinweis zur Durchführung
	5. Nach einer Woche nochmals Übungsausführung überprüfen und gegebenenfalls korrigieren.

H 11 Freizeitsportarten kennenlernen

Ziel

Kennenlernen von geeigneten Freizeitsportarten, die die Wahrscheinlichkeit erhöhen, dass der Teilnehmer seine körperliche Aktivität steigert und beibehält. Beratung hinsichtlich sinnvoller Freizeitsportarten.

Erläuterung

Krankheitsspezifische Überlegungen sind gerade für den Diabetiker ein sehr geeignetes **Zuwendungsmotiv** für körperliche oder gar sportliche Aktivitäten. Allerdings ist es weitaus weniger als **Durchhaltemotiv** geeignet. Zahlreiche Studien bestätigen die hohen Abbrecherquoten bei Bewegungsangeboten, die ausschließlich auf die Nachhaltigkeit des Motivs Gesundheit setzen. In den Modulen H 1, 2, und 3 wurde Walking ausführlich vorgestellt, um damit eine vielfach nutzbare und effektive Aktivität einzuführen. Dieses Spektrum möglicher geeigneter Aktivitäten sollte erweitert werden. In diesem Modul soll der Teilnehmer deshalb in möglichst kurzer Zeit möglichst viele Freizeitsportarten kennenlernen. Es kann durchaus sinnvoll sein, dieses Modul zu zerlegen und Aktivitäten, die sich in einem geschlossenen Programm nur schwer verwirklichen lassen, als Hausaufgaben zu verordnen.

Deshalb hier nur eine kurze Vorstellung von Aktivitäten und den dabei zu berücksichtigenden Merkmalen sowie ein Vorschlag zur Durchführung dieses Moduls:

- **vom Walking zum Jogging** (s. Abb. 8.68 und Abb. 8.69)
  Joggen ist nicht die Fortführung des Walking, Joggen stellt eine andere Belastungsform dar. Damit kann auch eine deutlich höhere Belastung erreicht werden. Es sollten nur diejenigen Teilnehmer dazu ermuntert werden, die sich durch Walking nicht ausreichend belastet fühlen. Es sollte ausdrücklich auf die höhere biomechanische Belastung der Gelenke beim Joggen hingewiesen werden.

- **Fahrradfahren**
  Der überragende gesundheitliche Wert des Radfahrens ist unbestritten. Zahlreiche Studien belegen dessen positive Effekte auf die Ausdauerleistungsfähigkeit und die Kraftausdauer mit hohem gesundheitsförderndem Potenzial. Radfahren ist auch besonders geeignet, um körperliche Aktivität und Naturerlebnis zu verbinden. Mit dem Fahrrad werden körperliche Aktivität und positive Erlebnisse verbunden. Insbesondere die neuen technologischen Entwicklungen (z.B. Vollfederung) machen das Radfahren zu einer Aktivität mit hoher Attraktivität für die Teilnehmer. Der Energieverbrauch liegt bei 15 km/h bei ca. 400 kcal und ist vor allem durch die lange Zeitdauer von Interesse, Eine Radtour von vier Stunden erbringt ein Delta von 1600 kcal! Es sollten aber folgende Aspekte dazu angesprochen werden:
  – Fahrradmodelle, Ausrüstung und Sicherheitshinweise
  – Fahrtechniken (u.a. Steuern, Bremstechniken)
  – Belastungssteuerung: Bedeutung von Trittfrequenz und Puls (z.B. Grundlagenausdauertraining: Puls 60–70% vom Maximalwert im flachen Gelände mit hoher Trittfrequenz von 90–100 Umdrehungen pro Minute.
  – Es sollte auf örtliche Anbieter, wie Fahrradclubs – z.B. den Allgemeinen deutschen Fahrradclub ADFC –, verwiesen werden.

- **Schwimmen** (s. Abb. 8.70)
  Während Radfahren sehr gut mit Alltagsaktivitäten verbunden werden kann, ist dies für Schwimmen nicht möglich (es sei denn, man wohnt auf einer Insel). Trotz der unbestreitbaren Vorteile, die das Schwimmen als Aktivität gerade auch für Diabetiker hat, kommen noch weitere Nutzerbarrieren hinzu. Die sehr häufig übergewichtigen oder adipösen Diabetiker trauen sich oft nicht in öffentliche Bäder, und

H 11 Fortsetzung

Erläuterung

schon die Anschaffung von Badekleidung ist manchmal ein Problem. Trotzdem sollten die Teilnehmer bestärkt werden, denn schon beim traditionellen gemächlichen Brustschwimmen werden pro Stunde stolze 640 kcal verbraucht (Person mit 70 kg).

- **Inlineskating**
  Inlineskating beansprucht die wichtigsten Muskelgruppen, trainiert das Herz-Kreislauf-System und belastet dabei die Gelenke in sehr geringem Maße. Daneben schult Inlineskating wichtige koordinative Fähigkeiten wie Gleichgewicht und Reaktionsfähigkeit. Der Energieverbrauch liegt pro Stunde bei ca. 500 kcal bei 70 kg. Die mit dem Inlineskaten verbundenen hohen Unfallzahlen, die gerade in der Zielgruppe bedeutend sind, haben zwei Ursachen: mangelnde Technik und fehlende Schutzkleidung. Dies lässt sich nur durch entsprechende Schulung abbauen. Sicher eignet sich die Empfehlung nur für einen Teil der Teilnehmer, aber Inlineskating hat einen hohen Aufforderungscharakter und verbindet Spaß mit Dynamik. Darüber hinaus befindet sich Inlineskating gerade im Übergang von einer jugendlichen Trendsportart zu einem anerkannten gesundheitsorientierten Ausdauertraining. Innerhalb des Angebotes sollten die Teilnehmer auf folgende Aspekte hingewiesen werden:
  - Ausrüstung
  - Sturztechniken
  - Einfache Fahrtechniken
  - Bremstechniken (Heelstop und T-brake)
  - Anbieterqualifikationen: Örtliche Anbieter mit geeigneten Qualifikationen (z.B. Instruktoren des Deutschen Inliner-Verbands)

Weitere mögliche Aktivitäten:

- **Kegeln** (s. Abb. 8.71)
  Der Energieverbrauch liegt pro Stunde bei ca. 245 kcal bei 70 kg.
- **Tanzen** (s. Abb. 8.72)
  Der Energieverbrauch liegt pro Stunde bei ca. 320 kcal bei 70 kg.
- **Badminton**
  Der Energieverbrauch liegt pro Stunde bei ca. 560 kcal bei 70 kg.

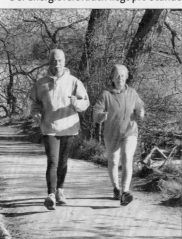

Abb. 8.68

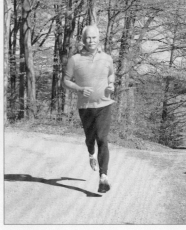

Abb. 8.69

H 11 Fortsetzung

Erläuterung

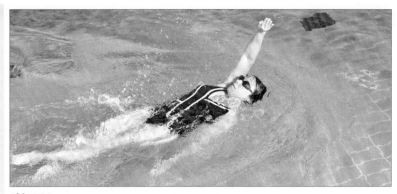

Abb. 8.70

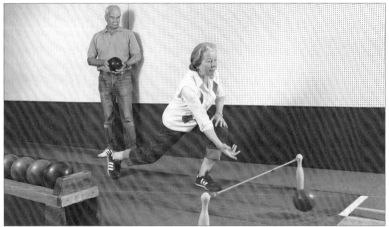

Abb. 8.71

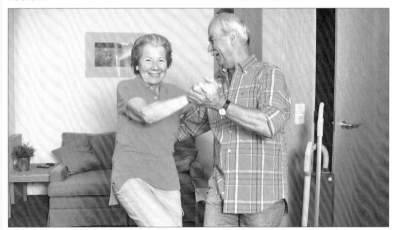

Abb. 8.72

Alle Angaben zum Energieverbrauch sind stark abhängig von der Intensität der Aktivität. So steigt der Verbrauch auf dem Fahrrad bei Tempo 25 gleich auf 840 kcal pro Stunde.

H 12　Bewegung in den Alltag integrieren: Mobil rund um die Uhr

Ziel	Unterstützung bei der Integration von mehr körperlicher Aktivität in den Alltag, Beratung bei Veränderungen des Lebensstils.
Erläuterung	Es ist viel einfacher, mehr Bewegung in den Alltag zu integrieren, als zusätzliche Zeit für körperliche Aktivität und Sport aus dem Zeitbudget herauszuschneiden. Um einen Umfang zu erreichen, der metabolisch wirksam den Diabetes beeinflusst, muss eben mehr körperliche Aktivität mit den Alltagsaktivitäten verbunden werden. Diese eher langfristigen Lebensstilveränderungen gehören zu den Zielen, die am schwierigsten zu erreichen sind. Deshalb sollten die zur Verfügung stehenden Erkenntnisse der Gesundheitspsychologie und der Sporttherapie sinnvoll genutzt werden. Der vorgeschlagene methodische Weg tut dies.
Zeitdauer	20 min
Methode	1. **Chancen erkennen und nutzen** Als Hausaufgabe soll das eigene Bewegungstagebuch (⊘) über eine normale Arbeitswoche ausgefüllt werden. Der Teilnehmer sucht nach Möglichkeiten, mehr körperliche Aktivität einzubauen. Probleme sollten gemeinsam gelöst werden (Wer Zeit fürs Essen hat, muss auch Zeit für Bewegung haben …!). 2. **Informieren** Wir informieren die Teilnehmer über günstige und geeignete Aktivitätsformen. Dabei sollten die individuellen Potenziale, Vorlieben und Gegebenheiten berücksichtigt werden (Steht am Arbeitsplatz eine Duschmöglichkeit zur Verfügung?). 3. **Realistische und messbare Ziele setzen** Wenn feststeht, wann und welche Aktivität(en) durchgeführt werden soll(en), werden daraus realistische Ziele abgeleitet. Unrealistisch wäre das Ziel, bei einer Entfernung von 12 km jeden Tag mit dem Fahrrad zur Arbeit fahren zu wollen. Realitätsgerecht ist aber das Ziel, pro Woche zweimal mit dem Fahrrad zu fahren. Dies ergibt bereits ein Delta von ca. 1800 kcal pro Woche. Es empfiehlt sich, bei den Zielen die Bodenhaftung zu wahren, langsam zu beginnen und dann zu steigern. Gesteckte Ziele, die nicht erreicht werden, frustrieren; erreichte Ziele motivieren und geben Rückenwind. 4. **Strategien gegen Hindernisse entwickeln** Hierzu finden sich Empfehlungen im Modul W 10. 5. **Soziale Unterstützung durch Freunde und Familie schafft sanften Druck** Fordern Sie die Teilnehmer auf, möglichst vielen Menschen in ihrer sozialen Umgebung von ihren Plänen zu berichten. Dies erhöht den Verpflichtungsgrad und schafft Unterstützungsquellen. **Mobil rund um die Uhr: Übungen** Die folgenden Beispiele sind für Sie zur freien Auswahl gedacht. Sie müssen nicht alle Bewegungsalternativen in Ihren Alltag einbauen. Es wäre schön, wenn Sie ein paar Veränderungen am Tag oder am Abend für sich entdecken könnten. Je mehr, desto besser. **07.00 Uhr: Wie Hund und Katz** Schon beim Aufwachen können Sie mit einer kleinen Mobilisation der Wirbelsäule und sanften Dehnübungen beginnen. Im Bett liegend: Beide Hände hinter den Kopf strecken und die Füße rechts und links zum Bettende schieben. Parallel zum rechten Fuß den linken Arm und zum linken Fuß

H 12 Fortsetzung

Methode

den rechten Arm an das Kopfende drücken. Den Kopf nach rechts und links neigen. Herzhaft gähnen.

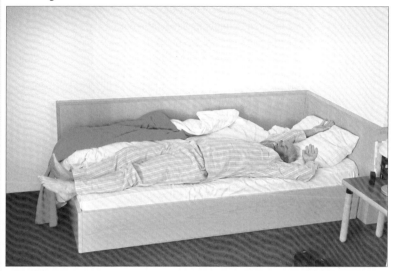

Abb. 8.73

Bleiben Sie auf dem Rücken liegen. Winkeln Sie beide Beine an und umfassen Sie beide Knie mit Ihren Händen. Runden Sie Ihren Rücken.

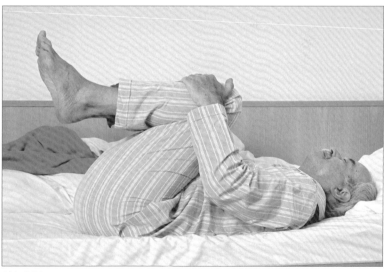

Abb. 8.74

H 12 Fortsetzung

Methode	

07.15 Uhr: Sauerstoffdusche

Der Einfluss von Sauerstoff auf die Vitalität wird häufig nicht beachtet. Mit einer leichten Dehnübung am geöffneten Fenster „duschen" Sie in Sauerstoff – und Ihre Atemwege werden freier. Sie fühlen sich aktiver.

Öffnen Sie das Schlafzimmerfenster. Führen Sie beide Arme über den Kopf und atmen Sie ruhig ein und aus. Wiederholen Sie das Ganze 5–10-mal.

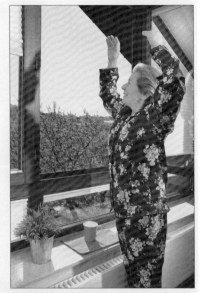

Abb. 8.75

07.30 Uhr: Zähneputzen mit links

Wussten Sie, dass bereits nach dem 30. Lebensjahr die Koordination nachlässt? Ein einfaches tägliches Koordinationstraining beim Zähneputzen hilft: Probieren Sie einmal, die Zähne mit der ungeübten Hand zu putzen.

Auch eine kleine Dehnübung für die Beine passt zur Morgentoilette. Wechseln Sie beim Putzen der Zähne in den Einbeinstand: Stellen Sie sich auf das linke Bein, während Sie die obere Zahnreihe putzen – und auf das rechte bei der unteren Zahnreihe. Wer Spaß an dieser Übung hat, kann auch leichte Kniebeugen hinzufügen.

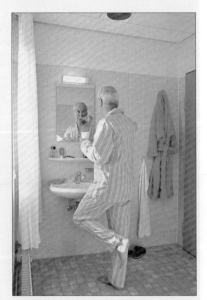

Abb. 8.76

H 12 Fortsetzung

Methode

Stellen Sie sich in Schrittstellung vor das Fenster. Beide Hände liegen mit der Handfläche auf dem Fensterbrett (oder auf dem Waschbeckenrand). Belasten Sie das vordere Bein, um das hintere Bein zu strecken und so zu dehnen.

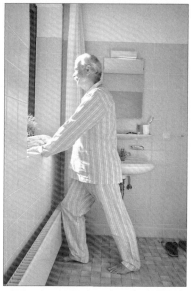

Abb. 8.77

09.00 Uhr: Aktivphase
Diesen Trick kennen Sie: Egal, ob im Büro, beim Behördengang oder beim Shoppen – tauschen Sie den Aufzug gegen die Treppe. Laufen Sie Treppen, wo immer Sie können: im Unternehmen, im Kaufhaus oder im Amt. Wenn Sie mögen, können Sie auch gerne zwei Stufen auf einmal nehmen oder aus Fleiß ein Stockwerk höher laufen und wieder zurückgehen.

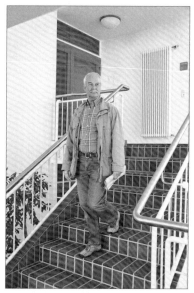

Abb. 8.78

H 12 Fortsetzung

Methode

Sie können zum Büro, zum Kaufhaus oder Amt auch eine Haltestelle früher oder später aussteigen und diese Strecke laufen. Oder parken Sie Ihr Auto zwei Straßenzüge weiter weg.

Ihr Ziel: Täglich 3000 Schritte zusätzlich gehen. Dabei hilft Ihnen ein handelsüblicher Schrittzähler.

Beginnen Sie einmal in der Woche damit, eine Haltestelle früher oder später auszusteigen. Steigern Sie sich auf 2–4-mal wöchentlich.

Natürlich hilft Ihnen bei dem Ziel „3000 Schritte zusätzlich" auch das Fahrrad weiter.

Gehen oder radeln Sie zum Einkaufen; besonders dann, wenn Sie nur kleine Erledigungen vorhaben.

Beginnen Sie damit, Ihren Lieben am Samstagmorgen mit dem Fahrrad oder zu Fuß Brötchen zu holen. Steigern Sie sich auf 2–3 Einheiten wöchentlich, bei denen Sie das Auto durch das Rad oder einen Spaziergang ersetzen.

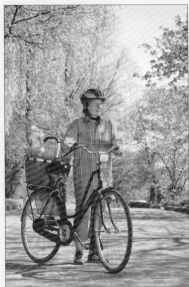

Abb. 8.79

12.00 Uhr: Lohnende Pause

Entlasten Sie die Venen, wo immer Sie können! Unterstützen Sie den Venenfluss! Legen Sie öfter beim Telefonieren die Füße auf den Schreibtisch.

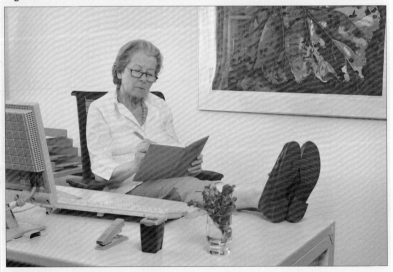

Abb. 8.80

H 12 Fortsetzung

Methode

Stehen Sie beim Telefonieren auch hier und da auf – und gehen Sie auf den Zehenspitzen (Abb. 8.81).

Denken Sie auch in der Mittagspause an die 3000 Schritte! Nach dem Imbiss in der
Kantine könnte ein kleiner Verdauungsspaziergang nicht schaden.

Beginnen Sie damit, einmal in der Woche in der Mittagspause um den Block zu gehen. Steigern Sie sich auf 3–5-mal wöchentlich.

Kleine Verschnauf- und Dehnpause am Arbeitsplatz: Der Schreibtisch eignet sich
nicht nur zum Arbeiten. Er ist auch hervorragend für kleine Dehnübungen einsetzbar.
In der Sitzungspause bewirken diese einfachen Dehnübungen Wunder.

Ebenso hilft auch in der „lohnenden Pause" die Sauerstoffdusche am offenen Fenster.
Stellen Sie sich vor Ihre Schreibtischplatte; legen Sie den Daumen auf und Ihre Finger
unter die Tischplatte. Strecken Sie Ihre Arme lang und verlagern Sie Ihr Gewicht sanft
nach vorne. Atmen Sie ruhig ein und aus; ca. 5–10-mal wiederholen (s. Abb. 8.82).

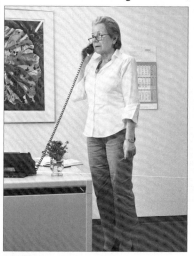

Abb. 8.81

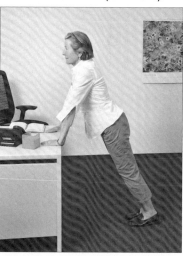

Abb. 8.82

Legen Sie nun die Finger auf den Tisch
und die Daumen unter die Tischplatte.
Strecken Sie ein Bein geradeaus nach
hinten; das vordere Bein beugen Sie.
Nun verlagern Sie das Gewicht leicht
nach vorne. Atmen Sie wieder ruhig ein
und aus; pro Bein ca. 5-mal wiederholen
(s. Abb. 8.83).

Lassen Sie Ihre Hände liegen; stellen Sie
beide Beine etwas parallel nebeneinander und schauen Sie mit der Nase zum
Boden; wer mag, kann im Rücken ein
klein wenig und sehr sanft nach unten
wippen.

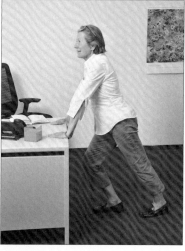

Abb. 8.83

H 12 Fortsetzung

Methode	**17.00 Uhr: Aktivphase**

17.00 Uhr: Aktivphase

Nach der Arbeit fühlen sich viele Menschen geschafft. Die Sehnsucht nach einem Sessel oder Sofa ist groß.

Dabei braucht der Körper gerade jetzt einen aktiven Ausgleich der einseitigen Belastungen des Tages.

Das einfachste Mittel ist natürlich wieder das Gehen – wenigstens eine halbe Stunde um den Block. Beginnen Sie damit, einmal in der Woche nachmittags ein „Ründchen" zu gehen. Schön wäre es, wenn das 3–5-mal wöchentlich klappen würde.

Alternativen sind auch rückenfreundliches Staubsaugen oder ein Tänzchen daheim.

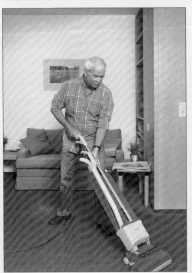

Abb. 8.84

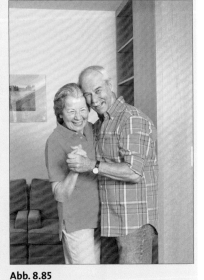

Abb. 8.85

Planen Sie auch körperliche Aktivitäten/sportliche Aktivitäten (s.u.) ein. Führen Sie im Frühjahr bis Winter leichte Gartenarbeiten selbst aus. Achten Sie darauf, dass die Gartengeräte (z.B. Spaten) eine rückenfreundliche Höhe haben und Ihre Bewegungen rückenfreundlich sind (Graben mit geradem Rücken; Gießkanne nicht randvoll befüllen; Einpflanzen in der Hocke etc.).

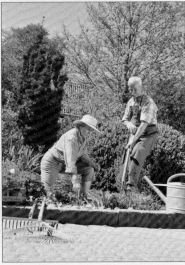

Abb. 8.86

H 12 Fortsetzung

Methode

20.00 Uhr: „Spannender Fernsehabend"

Auch „Couch-Potatoes" können ein ganz klein wenig für ihre Fitness tun: Ersetzen Sie doch einmal den Werbeblock durch aktive Übungen. Natürlich gilt auch, wenn Sie das Bier drei Stockwerke tiefer aus dem Keller holen. Wer aber eine ebenerdige Küche hat, dem seien die folgenden Kräftigungsübungen empfohlen. Übrigens: Gemeinsam macht die Übung auch Spaß.

Sitzen Sie aufrecht im Sessel oder Sofa. Fassen Sie mit beiden Händen auf den Sitz. Nun heben Sie beide Beine parallel ca. 10 cm vom Boden nach oben und wieder zurück – ohne die Füße auf dem Boden abzusetzen. Wiederholen Sie das Ganze ca. 10-mal (s. Abb. 8.87).

Sitzen Sie in derselben Position wie oben. Strecken Sie beide Beine nach vorne aus, bis sie sich vom Sessel abheben. Machen Sie nun „Liegestütze", indem Sie Ihr Gesäß ca. 10-mal zu Boden senken und die Arme beugen und wieder strecken (s. Abb. 8.88).

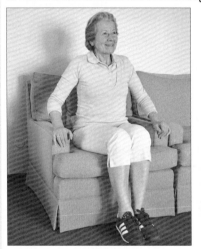 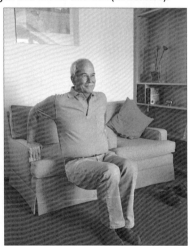

Abb. 8.87   Abb. 8.88

22.00 Uhr: Entspannt einschlafen

Besser als heiße Milch oder ein Betthupferl hilft vor dem Einschlafen ein kleiner Spaziergang an der frischen Luft. „Gehen Sie mit dem Hund raus, auch wenn Sie keinen haben!"

Dieses Modul sollte mit dem Modul W 10 verknüpft werden. Informationen zur diabetesspezifischen Bewegungspyramide liefert das Modul W 7. Die Vordrucke zum Bewegungstagebuch und zu der Bewegungspyramide finden sich auf der ⊙.

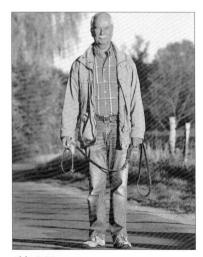

Abb. 8.89

8.4 Module zur Veränderung von Einstellungen und Emotionen

Basisinformation für diese Module

Es ist zu wichtig zu wissen, was man tun soll, und zu wissen, warum man es tun soll. Allerdings scheint dies nicht ausreichend zu sein, um langfristige Verhaltensänderungen zu erreichen. Die Module Wissen und Handeln sind zwar ganz gut geeignet, um erste positive Erfahrungen mit körperlicher Aktivität zu sammeln und das entsprechende Wissen zu erwerben. Um allerdings diese positiven diabetesspezifischen Effekte aufrechtzuerhalten, ist es notwendig, ebenso langfristig und konsequent ausreichend körperlich aktiv zu sein. Dazu bedarf es des Einsatzes von Modulen, die die dazu notwendige psychosoziale Unterstützung geben und eine besondere Art von emotionaler Bindung zu körperlicher Aktivität bilden. Diese Module sollen Einstellungen gegenüber körperlicher Aktivität verändern, Bewertungen neu justieren und emotionale Bindungen schaffen. Teilweise werden auch Kognitionen angesprochen, sodass die Grenzziehung zu den Wissensmodulen nicht immer einfach ist. Die zugrunde gelegten Theorien und Modellanschauungen werden im Kapitel 7 ausführlicher begründet und beschrieben. Konkret geht es darum,

◢ den Teilnehmer bei der Entwicklung neuer Einstellungen zu unterstützen,

◢ hemmende Einstellungen abzubauen,

◢ sinnvolle Einstellungen zu stärken,

◢ realistische Einschätzungen des eigenen Verhaltens zu erlangen.

Die Module sind in aller Regel nicht so zu verstehen, dass sie als zeitlich abgeschlossene und inhaltlich abgegrenzte Bausteine genutzt werden können. Sie begleiten und benutzen viel mehr die anderen Module als „Szenarien", um die genannten Ziele zu erreichen. Um z.B. Selbstwirksamkeit erfahren zu können, muss körperliche Aktivität erst durchgeführt, als wirksam erlebt und dann auf die eigene Aktivität zurückverwiesen werden.

Diabetes Typ 2 ist oft das Produkt eines Lebensstils mit Bewegungsmangel. Sicher werden die meisten Betroffenen eine Vielzahl von Versuchen hinter sich haben, dieses Problem zu lösen. In der Regel endete dies erfolglos. Diese besondere Situation macht es notwendig, den psychosozialen und emotionalen Aspekten genauso viel oder noch mehr Aufmerksamkeit zu schenken als z.B. den Trainingshinweisen in den Handlungsmodulen.

Durch die Integration dieser Module wird aus dem Bewegungsprogramm, wie bereits schon erwähnt, keine Psychotherapie. Trotzdem sollten bestimmte Grundprinzipien an kommunikativen Strategien gerade bei diesen Modulen eingehalten werden. Deshalb sei hier nochmals an die Faktoren erinnert, die den Zugang zu den Teilnehmern erleichtern:

◢ emotionales Einfühlen und emotionale Schwingungsfähigkeit

◢ zuhören, ohne zu bewerten

◢ Mehrdeutigkeiten in den Aussagen aufgreifen und gemeinsam klären

◢ den Schwerpunkt auf die positiven Aspekte legen

◢ gemeinsame Lösungen suchen

E 1 Vermittlung von Selbstwirksamkeit: Handlungserwartung

Ziel	Vermittlung von Selbstwirksamkeitserfahrungen im Rahmen von körperlicher Aktivität. Im ersten Schritt geht es darum, die sogenannte Handlungserwartung zu vermitteln. Diese sorgt dafür, dass der Teilnehmer lernt, wie er die Herausforderung „mehr körperliche Aktivität" bewältigen kann.

Erläuterung	Chronisch kranke Menschen erleben sich oft als ohnmächtig gegenüber dem Krankheitsgeschehen. Diese rührt nicht nur von der Erkrankung selbst, sondern auch von der oft gemachten Erfahrung, durch eigenes Tun nicht so wirksam zu sein, wie man sich dies eigentlich wünscht. Es kommt erschwerend hinzu, dass die Erkrankung ein höchst persönliches und individuelles Problem darstellt und effektiv nur durch das eigene Verhalten verändert werden kann. Deshalb findet sich sehr häufig bei Betroffenen ein durch lange negative Erfahrungen gering ausgeprägtes Gefühl für Selbstwirksamkeit. Das Konzept der Selbstwirksamkeit, besser noch der Selbstwirksamkeitserwartung (vgl. auch Kap. 7) wurde vor ca. 30 Jahren von dem Sozialpsychologen Bandura vorgestellt. Selbstwirksamkeitserwartung ist individuell sehr unterschiedlich ausgeprägt und bezeichnet die Überzeugung, dass man durch eigene Ressourcen und Kompetenzen eine bestimmte Handlung oder ein Ziel erreichen kann. Bei einer Betrachtung der typischen Quellen, aus denen sich heraus die Selbstwirksamkeitserwartung konstituiert, wird deutlich, wie bedeutsam dies für übergewichtige Diabetiker ist. Selbstwirksamkeitserwartung speist sich aus:
	• der Meisterung schwieriger Situationen:
	  aber das permanente Scheitern kennzeichnet den Weg!
	• dem Lernen an erfolgreichen Modellen:
	  aber die Umgebung ist voll von gescheiterten Modellen, die es auch nicht geschafft haben und die demotivieren!
	• sozialer Unterstützung:
	  aber die soziale Umwelt gibt recht wenig an geeigneter Unterstützung!
	Der besondere Charme von Bewegungsprogrammen liegt im Gegensatz dazu eindeutig darin, dass jede Form von körperlicher Aktivität auf die Selbstwirksamkeit zurückgeführt werden kann.
	Wir nutzen in den Modulen E 1 und E 2 die drei beschriebenen Quellen, um die spezifische Selbstwirksamkeitserwartung zu erzeugen.
	In diesem Modul geht es zunächst darum, durch die Vermittlung von zielführenden Handlungen die notwendige Handlungserwartung zu schaffen.

Zeitdauer	10–15 min

Methode	Steigerung der Handlungskompetenz
	• Ziele setzten
	  – realistisch (ohne Unterbrechung 20 min walken)
	  – überschaubar (bis in vier Wochen)
	  – verbindlich (wir walken die Strecke gemeinsam)
	• Wege aufzeigen und demonstrieren, wie diese Ziele erreicht werden können
	• Zielerreichung als selbst bewirkt wahrnehmen lassen
	Es muss auf jeden Fall gewährleistet sein, dass das Ziel erreicht wird, deshalb sollten die Ziele „defensiv" festgelegt werden, um eine hohe Passung zur Leistungsfähigkeit des Teilnehmers herzustellen.
	Dieses Modul muss mit einem Handlungsmodul verbunden werden. Besonders geeignet sind die Module H 1, H 2 und H 3.

E 2 Selbstwirksamkeitserfahrung

Ziel	Vermittlung von Selbstwirksamkeitserfahrungen im Rahmen von körperlicher Aktivität; als zweiter Schritt die Kompetenzerwartung.
Erläuterung	Ich will es provokativ ausdrücken: Vor dem Hintergrund des sozialkognitiven Modells der Selbstwirksamkeit von Bandura (vgl. Kap. 7) ist es weitaus wichtiger, an die selbst hervorgerufene Wirkung zu glauben, als diese zu haben! Umgekehrt sind Wirkungen sinnlos, wenn sie der Teilnehmer nicht als von ihm selbst verursacht erkennt. Genau darum geht es in den Modulen E 1 und E 2. Während im ersten Teil vor allem die Handlungserwartung bearbeitet wurde, der Teilnehmer also gelernt hat, welche Handlungen zielführend sind, geht es in diesem Modul um die Kompetenzerwartung und das zu erwartende Ergebnis der Handlung. Davon ist abhängig, wie groß die Motivation und die Anstrengungsbereitschaft ausfallen. Beide sind von Bedeutung, wenn es um die selbstverantwortliche und langfristige Bindung an körperliche Aktivität geht.

Methode	Dazu greifen wir nochmals auf die von Bandura vorgestellten Quellen der Selbstwirksamkeit zurück und nutzen diese systematisch. Dazu gehören:
	1. **eigenes Handeln**
	   Körperliche Aktivität ist immer mit eigenem Handeln verbunden. Es muss nur als erfolgreich und selbst verursacht wahrgenommen werden (vgl. Modul E 1).
	2. **stellvertretende Erfahrungen ähnlicher Personen**
	   Gerade in der Gruppe ergeben sich zahlreiche Möglichkeiten des Modelllernens. Es muss aber gezielt und systematisch angesprochen werden.
	3. **sprachliche Überzeugung**
	   Diese spielt im Konzept von Bandura eine wichtige Rolle, sollte in diesem Kontext vor allem in Form der Selbstinstruktion eingeübt werden („Lassen Sie sich nur von jemandem überzeugen, der Sie gut kennt!"). Einfache Formeln sind hier schon erfolgreich.
	4. **Gefühlserregung**
	   Wenn wir es schaffen, die körperliche Aktivität mit angenehmen Gefühlen zu verbinden, ist hier schon sehr viel erreicht. Dazu können auch die Selbstaufmerksamkeit und Achtsamkeit (Modul H 7) genutzt werden.
	Insgesamt trägt die Vermittlung der Selbstwirksamkeitserfahrung dazu bei, die Anstrengungsbereitschaft und das Selbstwertgefühl zu steigern.

E 3 Schaffung von sozialer Unterstützung 1

Ziel	Vermittlung eines Klimas von sozialer Unterstützung, welches den Teilnehmern hilft, den Umfang körperlicher Aktivität zu erhöhen. Im ersten Teil geht es um die allgemeine sozialsupportive Begleitung und Steuerung der Stunde.
Erläuterung	Badura definiert das komplexe System sozialer Unterstützung als „Fremdhilfen, die dem Einzelnen durch Beziehungen und Kontakte mit seiner sozialen Umwelt zugänglich sind und die dazu beitragen, dass die Gesundheit erhalten bzw. Krankheiten vermieden, psychische oder somatische Belastungen ohne Schaden für die Gesundheit überstanden und die Folgen von Krankheiten überwunden werden" [Badura 1981, 157]. Dieses Zitat umschreibt die Ziele des Moduls relativ genau. Die Rolle der sozialen Unterstützung im Zusammenhang mit gesundheitsorientiertem Verhalten ist gerade bei chronischen Erkrankungen unbestritten (vgl. dazu das

E 3 Fortsetzung

Erläuterung	Modul E 1). Die ursprüngliche Annahme einer grundsätzlich positiven Korrelation nach dem Muster: „je mehr soziale Unterstützung, desto besser die Gesundheit" zeigte sich umso weniger haltbar, je mehr in diesem Bereich geforscht wurde. Inzwischen besteht Einigkeit darüber, dass nur die von Betroffenen auch positiv wahrgenommene Unterstützung hilfreich ist. Es ist deshalb wichtig, zwischen *erhaltener* und *wahrgenommener* sozialer Unterstützung zu unterscheiden. In Bezug auf Bewegungsprogramme kann davon ausgegangen werden, dass der sozialen Interaktion als unterstützendem Moment eine wichtige Rolle als gesundheitsbezogenem Wirkmechanismus der Bewegung zukommt. Insbesondere die in solchen Situationen gegebene Wahlfreiheit der Interaktionspartner scheint hier von Bedeutung zu sein.
Zeitdauer	10–20 min
Methode	Das Thema soziale Unterstützung findet sich hier in Form von zwei geschlossenen Modulen, es ist jedoch günstiger, die Modulinhalte eher als eine begleitende und steuernde Aktivität zu behandeln, die mehr den Charakter einer begleitenden Grundhaltung als eine definierte Intervention haben. Anstelle einer methodischen Anregung ist es deshalb sinnvoll, auf die Situationen hinzuweisen, die eine Option zur sozialen Unterstützung bieten: • instrumentelle Unterstützung: soziale Unterstützung durch konkretes Handeln – angemessene Informationsvermittlung – spezifische Beratung – Schaffung eines positiven sozialen Klimas – Vermittlung einer angemessenen Orientierung • informationelle Unterstützung: soziale Unterstützung der Vermittlung von Einstellungen und Kognitionen – Vermittlung von Anerkennung – Vermittlung von persönlicher Wertschätzung und Wärme – Vermittlung eines wichtigen Status – Vermittlung von Akzeptanz – Vermittlung eines Gefühls der Zugehörigkeit – Vermittlung des Gefühls, integriert zu sein und gebraucht zu werden • emotionale Unterstützung: Vermittlung von Emotionen und kommunikativen Kompetenzen – Vermittlung von Geborgenheit – Vermittlung von Liebe und Zuneigung • motivationale Unterstützung – Vermittlung von kommunikativen Kompetenzen. Es gelingt in aller Regel, diese soziale Unterstützung zu vermitteln. Kennzeichnend dafür sind typische Aussagen von Teilnehmern [vgl. Huber 1999, 245]: „Mir ist es wichtig, dass ich in der Sportgruppe nette Leute treffe." „Die Teilnehmer in der Gruppe helfen mir, mit meinen gesundheitlichen Problemen fertig zu werden." „In der Sportgruppe ist der Kontakt zu anderen Menschen sehr wichtig." Besonders geeignet in Bewegungsangeboten sind Spielformen jeder Art. Im nächsten Modul finden sich Hinweise zur Umsetzung eines solchen Konzeptes.

E 4 Schaffung von sozialer Unterstützung 2

Der Mensch spielt nur, wo er in voller Bedeutung des Wortes Mensch ist,
und er ist nur da ganz Mensch, wo er spielt.   Friedrich Schiller, Ästhetische Erziehung

Ziel	Vermittlung eines Klimas von sozialer Unterstützung, welches den Teilnehmern hilft, den Umfang körperlicher Aktivität zu erhöhen. Im zweiten Teil geht es um konkrete inhaltliche Angebote.
Erläuterung	Die Einbettung eines Teilnehmers in eine unterstützende soziale Umgebung gelingt nicht immer automatisch im Rahmen von Bewegungsprogrammen. Körperliche und sportliche Aktivitäten in der Gruppe schaffen aber ein dafür geeignetes Klima. Es ist auch davon auszugehen, dass die erhaltene soziale Unterstützung die Bewältigung des Problems Diabetes wirkungsvoll unterstützt. Wie bereits erwähnt, ist es nicht gerechtfertigt, vorhandene soziale Interaktion gleich als soziale Unterstützung zu charakterisieren. Es geht deshalb um die Förderung der Interaktion, die von den Teilnehmern selbst als hilfreich empfunden wird. Es ist deshalb wichtig, das Bedürfnis nach sozialer Unterstützung bei den Teilnehmern abzuschätzen und ihnen bei der Suche nach sozialer Unterstützung zu helfen.
Zeitdauer	15–20 min Auch hier handelt es sich um einen theoretischen Zeitbedarf, da das Modul nach Bedarf auf die Übungseinheiten verteilt werden sollte.
Methode	Die Vermittlung von sozialer Unterstützung wird an drei Umsetzungsmöglichkeiten erläutert: 1. **Kennenlernspiele** Gruppen sind zunächst durch Unsicherheit geprägt und müssen sich erst finden. Dazu eignen sich die kleinen Spiele hervorragend. Für eine spielerische Ausrichtung sprechen noch weitere Punkte: – Spiele bieten Gemeinschaftserlebnisse, wie sie sonst in modernen Gesellschaften nicht vermittelt werden. – Spiele bieten die Chance zur Selbstverwirklichung, sie bieten die Chance der Probehandlung. Im Spiel kann man konsequenzlos emotional agieren und reagieren. – Spiele motivieren. – Spiele schaffen ein sozial-integratives Klima. 2. **Kommunikationsfördernde Angebote wie Partnerübungen** Angemessene Partnerübung mit allmählich schwindender Distanz und erst spätem Körperkontakt verschaffen neue Erfahrungen und können soziale Unterstützung gewähren. Ein behutsames Heranführen ist allerdings erforderlich, denn berühren und berührt zu werden, ist für viele ältere Menschen ungewohnt (deshalb auch eine wichtige Intervention). 3. **Schaffung von Kommunikationsanlässen** Bewegungsaufgaben, die Absprache und damit Kommunikation erfordern, sind geeignete Kommunikationsförderer. Beispiele: – Als Gruppenaufgabe den Turnkasten möglichst schnell zerlegen, transportieren und wieder zusammenbauen. – Nach einer Walkingeinheit nach Zuruf auf einer Linie nach dem Geburtstag aufstellen. – Möglichst viele Teilnehmer stehen auf einer Langbank und halten sich gegenseitig fest. – Partner finden: Auf Zuruf finden sich aus dem Laufen/Walken Partner mit gleichen Merkmalen zusammen (Farbe des T-Shirts, Schuhmarke, Haarfarbe, Automarke usw.)

E 5 Beteiligt statt nur betroffen 1: Kontrollüberzeugung

Ziel	Zurückgabe der Kontrolle: Vermittlung einer diabetesspezifischen internalen Kontrollüberzeugung.
Erläuterung	Gerade für den Diabetiker hat das Wort Kontrolle eine besondere Bedeutung, da die Überwachung des Blutzuckerspiegels eine beständige Aufgabe darstellt. Allerdings handelt es sich hier eher um eine Überprüfung, da dessen Ausgang zunächst nicht beeinflusst werden kann. Mit den Modulen E 1, E 5 und E 6 möchten wir aus den von der Erkrankung Diabetes Betroffenen Beteiligte machen, die ihre scheinbare Ohnmacht gegenüber dem Problem Diabetes aufgeben und die in den Wissens- und Handlungsmodulen vermittelten Inhalte selbstverantwortlich nutzen.
	Diese Veränderung der wahrgenommenen Kontrolle stellt sich nicht automatisch ein, sondern muss als begleitende, aber gezielte Intervention durchgeführt werden. Das gesundheitspsychologische Modell der Kontrollüberzeugung wurde bereits im Kapitel 7 erläutert. Für die Intervention ist es notwendig, zwischen Kontrolle und der damit verbundenen Kognition zu differenzieren:
	• Unter Kontrolle versteht man den Prozess, in dem ein Teilnehmer die Eintrittswahrscheinlichkeit von Ereignissen und deren Qualität beeinflusst.
	• Die Kontrollkognition ist der dahinter liegende Verarbeitungsprozess, bei dem innere (internale) und äußere (externale) Einflüsse auf Handlungen sowie deren Ergebnisse und Ereignisse erwartet, vermutet oder wahrgenommen werden.
	Es ist daher notwendig, über die Kontrollerfahrung („Ich habe Kontrolle ...") und deren kognitive Verarbeitung („Ich werde auch in der Zukunft Kontrolle haben ...") die diabetesspezifische Kontrollüberzeugung langfristig und dauerhaft zu verändern.
Zeitdauer	15–20 min
	Auch hier handelt es sich um einen theoretischen Zeitbedarf, da das Modul nach Bedarf auf die Übungseinheiten verteilt werden sollte.
Methode	Zahlreiche der in den Handlungsmodulen enthaltenen Elemente sind geeignet, um die Kontrollüberzeugung zu verändern und zu internalisieren. Dazu sollte folgende Strukturierung eingehalten werden:
	Die Aufnahme körperlicher oder insbesondere sportlicher Aktivität als Handlung vermittelt immer ein Handlungsergebnis.
	Dieses Ergebnis sollte, was nach den vorhandenen Erfahrungen nicht allzu schwer ist, so gestaltet sein, dass es von der betreffenden Person als positiv wahrgenommen wird. Danach empfiehlt sich in der Bearbeitung folgendes Argumentationsmuster:
	• Erklären von Ursachen: „Durch wen ist das Ergebnis zustande gekommen? Den erbrachten Leistungen werden die Ursachen zugeschrieben und als individuell und internal vermittelt.
	• Erklären der Handlungsrelevanz von Attributen: „Warum ist es wichtig zu wissen, wer etwas verursacht hat?"
	• Umattribuierungen: „Sie sollten sich zukünftig mehr als Beteiligter und viel weniger als Betroffener sehen!" Effekte, die durch körperliche Aktivität erzielt werden, sind bedeutsam und selbst verursacht. Körperliche Aktivität gibt die Kontrolle zurück und verändert die Kontrollüberzeugung. Bei Unterschätzung der erzielten Leistung sollten selbstwertförderliche Rückmeldungen gegeben werden.
	Im weiteren Verlauf kann noch differenziert werden zwischen der
	• Handlungskontrolle (Kompetenzerwartungen und Kompetenzüberzeugungen) „Kann ich das?"
	• Ergebniskontrolle (Kontrollerwartungen) „Welche Wirkung hat das?"
	• Konsequenzkontrolle (Effektivitätserwartungen) „Welche Auswirkungen hat das für mich?"
	Veränderungen der Attribuierungen brauchen Handlungen und deren Ergebnisse. Dieses Modul muss daher sowohl mit Handlungs- als auch Wissensmodulen vernetzt werden.

E 6 Beteiligt statt nur betroffen 2: Abbau von ungünstigen Attribuierungsmustern

Ziel	Zurückgabe der Kontrolle: Vermittlung einer diabetesspezifischen internalen Kontrollüberzeugung durch den Abbau von krankheitsstabilisierenden Attribuierungsmustern.
Erläuterung	„Warum ich?" oder „Woher habe ich die Krankheit?" sind typische Fragen, die bestimmte Kontrollüberzeugungen entstehen lassen. Sie entstehen immer dann, wenn für einen Menschen negative oder unerwartete Ereignisse auftreten. Wenn alles wie gewohnt läuft, sucht man nicht nach den Ursachen.
	Kontrollüberzeugungen entwickeln sich über einen längeren Zeitraum als Ergebnis von vielschichtigen Lern- und Sozialisationsprozessen und sind dann auch relativ stabil. Sie sind zunächst auf mehrere Perspektiven angelegt („Sowohl die Umwelt als auch ich bin für mein Übergewicht verantwortlich."), werden dann aber auf der Grundlage von gemachten Erfahrungen und vor allem von Misserfolgen häufig eindimensional („Die Umwelt, Veranlagung, Genetik ist verantwortlich"). Es ist zunächst vernünftig, äußere Faktoren für ein individuelles Scheitern im Kampf gegen die Erkrankung verantwortlich zu machen, denn diese Prozesse sind in der Regel stark selbstwertstabilisierend. Allerdings verhindert diese Überzeugung den eigenständigen Start in einen sinnvollen aktiveren Lebensstil und stellt damit eine bedeutende Nutzerbarriere dar. Es sollte deshalb angestrebt werden, solche ungünstigen Annahmen abzubauen.
Zeitdauer	15–20 min
	Auch hier handelt es sich um einen theoretischen Zeitbedarf, da das Modul nach Bedarf die anderen Module begleiten kann.
Methode	Hier geht es um den Abbau diabetesspezifischer Attribuierungsmuster. Diese müssen im ersten Schritt diagnostiziert werden. Typischerweise zeigen sich diese in folgenden Aussagen:
	• **Unterlassung der Anstrengung** („Es macht keinen Sinn, sich anzustrengen, es ändert ja doch nichts ...")
	• **Selbstbeeinträchtigung** („Ich selbst habe gar keine Chance, etwas gegen meinen Diabetes zu tun, ich verlasse mich auf meine Medikamente.")
	• **Defensiver Pessimismus** („Es bringt ja doch alles nichts ...")
	Es ist offensichtlich, dass wir bei vielen betroffenen Menschen solche Einstellungen finden. Solange diese nicht gezielt angegangen werden, wird keine Intervention auf der Handlungsebene erfolgreich sein.
	Folgende Schritte sind dagegen hilfreich:
	• **Plausibilitätsprüfung**
	Die vorgebrachten Argumente bestehen keinen Plausibilitätstest. Die Frage nach der körperliches Aktivität („Was haben Sie in der letzten Woche konkret gemacht?") wird dabei nahezu für jeden Teilnehmer zum Elchtest.
	• **Modellierung**
	Es können Beispiele und Modelle für angemessenen und erfolgreichen Umgang mit der Erkrankung gezeigt werden.
	• **Erläutern und kommentieren**
	Erläutern, warum die Überzeugung falsch ist. Klar machen, dass unter mehreren Milliarden Erdbewohnern nur eine einzige Person in der Lage ist, das Problem zu lösen: er/sie selbst!
	Dies Modul muss sowohl mit Handlungs- als auch Wissensmodulen vernetzt werden.

E 7 Förderung der Motivation 1

Ziel	Förderung der Motivation zur Erhöhung des Umfangs der körperlichen Aktivität.
Erläuterung	Motivation und deren Förderung ist Gegenstand von psychologischer und erzie-hungswissenschaftlicher Forschung, auf deren Vielfalt hier nicht eingegangen wer-den soll und kann. Was wir aber übernehmen, ist die zunächst wertfreie und neutrale Bedeutung, die für die wissenschaftliche Auseinandersetzung kennzeichnend ist. Deshalb sind unsere Teilnehmer auch nicht unmotiviert, im Gegenteil, sie sind teil-weise hoch motiviert. Was uns hier weiterhilft, ist der Begriff des Motivs: Motive be-stimmen, vereinfacht ausgedrückt, die Richtung und die Energie unserer Handlun-gen. Die von uns gewünschte und die bei den Teilnehmern tatsächlich vorhandene Motivation unterscheiden sich vor allem in der Richtung (Der Teilnehmer möchte sich eigentlich nicht bewegen, wir möchten, dass er sich mehr bewegt ...“). Motivations-förderung bedeutet also, der in nahezu jedem Menschen vorhandenen Motivation die richtige Richtung zu geben. Dazu hilft uns die in Kapitel 7 bereits vorgestellte Mo-dellanschauung des Erwartung-mal-Wert-Modells. Demnach ist für die Motivation entscheidend, welche Erwartung der Teilnehmer hat, erfolgreich zu sein, und welchen Wert er dem womöglich noch unsicheren Ausgang dieser Handlung beimisst.
Zeitdauer	10–20 min Es handelt sich auch hier um einen theoretischen Zeitbedarf, da das Modul eher eine Grundhaltung beschreibt und nach Bedarf auf die Übungseinheiten verteilt werden sollte.
Methode	Die Motivation kann in die richtige Richtung gelenkt werden, wenn der Teilnehmer davon überzeugt ist, erfolgreich zu sein. In den Wissensmodulen sollte vermittelt werden, welcher Wert einer durch körperliche Aktivität verbesserten Stoffwechselbi-lanz zukommt. Bewegungsprogramme haben ein sehr hohes motivationsförderndes Potenzial durch folgende Merkmale: • Bewegungsprogramme steuern Aktivitäten auf ein bestimmtes Ziel hin. • In Bewegungsprogrammen können Aktivitäten effektiv gesteuert werden. • Bewegungsprogramme steuern die Ausdauer, mit der ein bestimmtes Ziel erreicht werden soll. Dieses Potenzial entfaltet sich nicht automatisch durch körperliche Aktivität – sonst bestünde kein Bedarf an solchen Programmen –, sondern es muss gezielt eingesetzt und inszeniert werden. Wichtige Steuergrößen, um den Wert eines Handlungsergebnisses zu erhöhen, sind: • **Wichtigkeit** Bewegung ist die wichtigste Interventionsmöglichkeit • **Nützlichkeit** Bewegung ist die effektivste Interventionsmöglichkeit • **Freude/Spaß** Bewegung ist im Gegensatz zu Medikamenten oder der Ernäh-rungsumstellung mit einem Zugewinn an Lebensqualität verbun-den • **Aufwand** Durch mehr Bewegung entsteht ein extrem günstiges Verhältnis zwischen Aufwand und Nutzen Dieses Modul muss sowohl mit Handlungs- als auch Wissensmodulen vernetzt werden.

E 8 Förderung der Motivation 2

Ziel	Förderung der Motivation zur Erhöhung des Umfangs der körperlichen Aktivität durch den passenden Einsatz von Motivationsregeln.
Erläuterung	Auf der Basis des Erwartung-mal–Wert-Ansatzes lassen sich übergreifende Regeln ableiten, die in verschiedenen Anwendungsfeldern helfen können, die Motivation in die gewünschte Richtung zu bringen. Eine der wirkungsvollsten regelhaften Ableitungen wurde von Rheinberg auf der Grundlage der Arbeiten von Heckhausen formuliert [Rheinberg 2004]: 1. Steht das Ergebnis der beabsichtigten Handlung bereits fest? Wenn ja, tue nichts! Wenn nein: 2. Ist das Ergebnis der beabsichtigten Handlung durch mich beeinflussbar? Wenn nein, tue nichts! Wenn ja: 3. Ist für mich das Ergebnis der beabsichtigten Handlung wichtig genug? Wenn nein, tue nichts! Wenn ja: 4. Hat das Ergebnis der beabsichtigten Handlung gewünschte Folgen? Wenn nein, tue nichts! Wenn ja: Handeln Eine weitere bedeutsame Richtung der Motivationspsychologie beschäftigt sich mit der Erforschung der übergeordneten Motive und Motivstrukturen, die Menschen besonders ansprechen.
Zeitdauer	10–20 min, aber auch hier eher begleitend als in einem abgeschlossenen Modul.
Methode	Die methodischen Hinweise ergeben sich bereits aus den oben skizzierten Regeln. Wir müssen nur dafür sorgen, dass die Teilnehmer die motivationsfördernden Antworten bekommen. Die folgenden Schlüsselfragen können dabei helfen: • Verspricht die Tätigkeit Spaß? • Wird die Tätigkeit von anderen erwartet? • Hat die Tätigkeit ein erkennbares und wünschenswertes Ergebnis? • Bin ich in der Lage, das Ergebnis herbeizuführen? • Erlebe ich die Tätigkeit zumindest angenehm? Hinsichtlich der übergeordneten Motivstrukturen finden sich zahlreiche Ordnungsvorschläge, die Grundmotive wie Leistung, Anschluss, Macht usw. thematisieren. Spitzer schlägt mit einer US-typischen „Super-Motivation" folgende Motive vor, an die bei Bewegungsprogrammen besonders günstig angeknüpft werden kann: • Action (Aktion) • Fun (Spaß) • Variety (Abwechslung) • Choice (Auswahl) • Social Interaction (Soziale Interaktion) • Error Tolerance (Fehlertoleranz) • Measurement (Erfolgsmessung) • Feedback (Rückmeldungen) • Challenge (Herausforderung) • Recognition (Anerkennung) Viele der hier genannten Elemente sind Bestandteile des modularen Systems. Es scheint deshalb nicht besonders schwierig zu sein, an diese Motive anzuknüpfen. Spitzer betont, dass „any activity can be made highly motivating if a motivating context is added to the basic task" [Spitzer 1996].

E 9 Anwendungshinweise zur 6-V-Methode

Ziel	Einsatz der 6-V-Methode zur Verbesserung der langfristigen Bindung an körperliche Aktivität.
Erläuterung	Das Konzept einer einfachen, aber wirkungsvollen Optimierung von Behandlungsstrategien stammt von Atreja et al. [2005]. Allerdings konzentrieren sich seine Ausführungen vor allem auf die Compliance bei der Einnahme von Medikamenten, sie können aber auf unsere Anforderungen übertragen werden.
Zeitdauer	insgesamt 10–20 min, aber auch hier eher begleitend
Methode	Im Folgenden finden sich Vorschläge, wie sich die übergeordneten Vorgaben im Rahmen des Deltaprinzips Diabetes umsetzen lassen:

Vereinfache die Behandlungsbedingungen
- Verbindung von Handeln, Wissen und Emotion
- Anpassung von Art und Umfang der körperlichen Aktivität an die spezifischen Lebensbedingungen des Teilnehmers
- Einsatz unterstützender Methoden (Telefonanrufe)
- Nutzung von unterstützenden Hilfsmitteln wie dem Bewegungstagebuch, der Bewegungspyramide und den Visualisierungen der ⊘

Vermittle für die Bewegungstherapie relevantes Wissen
- s. dazu die Module W 1 bis W 12

Verändere die Einstellungen des Patienten
- Analyse und Abbau von Nutzerbarrieren
- Einsatz adäquater Verstärkungsmaßnahmen
- verändere die Kontrollmeinungen (s. Module E 5 und E 6)
- verändere die Wahrnehmung der Selbstwirksamkeit (s. Module E 1 und E 2)

Verbessere die Interaktion mit den Patienten (s. dazu auch die Hinweise in den Modulen E 3 und E 4)
- aktives Zuhören
- klare und eindeutige Botschaften
- Integration des Patienten; er sollte in relevante Entscheidungen einbezogen werden
- Patienten sollten über Telefon oder E-Mail kontaktiert werden

Berücksichtige die Verhältnisse des Lebensstils (s. Module W 11 und H 11)
- Analyse und Beachtung des individuellen Lebensstils

Evaluiere die Compliance des Patienten
- Kontrolle der Mitwirkung des Patienten durch geeignete Assessmentverfahren (z.B. Bewegungstagebuch)
- Rückmeldung geben
- Hausaufgaben

Die zahlreichen Querverweise machen deutlich, dass viele der vorgestellten Überlegungen in das modulare Konzept schon integriert wurden.

E 10 Stimmungsmanagement durch Bewegung

Ziel	Vermittlung der körperlichen Aktivität als geeignete Maßnahme, um individuelles Stimmungsmanagement zu betreiben.
Erläuterung	Chronische Erkrankungen wie der Diabetes gehen oft mit einer eingeschränkten Stimmungslage einher. Stimmungen sind zwar nicht sehr stabil, aber trotzdem bilden sie eine bedeutsame Grundlage unserer Emotionen. Stimmungsmanagement dient dazu: • negative Stimmungen zu reduzieren • positive Stimmungen zu stärken • emotionale Gelassenheit zu steigern • emotionale Gespanntheit zu reduzieren Positive Stimmungen bilden oft die Grundlage, um aktiv zu werden, umgekehrt ist negative Stimmung eine klassische Nutzerbarriere. Effektives Stimmungsmanagement durch Bewegung ist doppelt effektiv, zum einen reduziert sich die Zahl der aufgenommenen Nahrungsmittel mit den Ziel, die Stimmung zu verbessern (Frustessen), zum anderen erhöht sich der Verbrauch durch körperliche Aktivität. Der Teilnehmer kann Situationen, die negative Stimmungen auslösen, meiden oder reduzieren. Dies wird nicht oder nicht immer gelingen. Deshalb ist es notwendig, dass der Teilnehmer zunächst erfährt, dass Essen kein angemessenes Stimmungsmanagement darstellt. Erst dann kann er lernen, sein individuelles Stimmungsmanagement zu betreiben, indem er körperlich aktiv wird.
Zeitdauer	insgesamt 10–20 min, aber auch hier eher begleitend, als in abgeschlossener Form
Methode	Es gibt keine evidenzgesicherten Strategien, um ein effektives Stimmungsmanagement zu betreiben. Im Folgenden findet sich eine Zusammenstellung von Maßnahmen, die sich auf der Grundlage psychologischer Modelle als sinnvoll erwiesen haben. Es sollte aber zunächst geklärt werden, was die negative Stimmung verursacht. Kann diese Situation in Zukunft vermieden werden? Im direkten Umgang mit der negativen Stimmung haben sich folgende Taktiken bewährt: • Aktivität aufsuchen, die Spaß macht (typischerweise Bewegung, kein Essen!) • soziale Unterstützung erhalten • soziale Unterstützung geben • kalorienfreie Belohnungen (Kaffee, Tee, Wasser) • Entspannung oder Achtsamkeit (Module H 6 und H 7) Darüber hinaus haben sich auch kognitive Umstrukturierungsversuche als recht erfolgreich erwiesen („Betrachten Sie das Problem anders!"). Sie können auch untereinander kombiniert werden.

8.5 Evaluationsmodule

Was ich nicht messen kann,
kann ich nicht steuern.

Basisinformation für diese Module

Die Leitlinien zu Diabetes und körperlicher Aktivität empfehlen „Patienten mit metabolischem Syndrom, IGT und Typ-1- und Typ-2-Diabetes vor Aufnahme einer regelmäßigen körperlichen Betätigung eine sportmedizinisch-diabetologische Untersuchung [Halle et al. 2008]. Dabei sollten eventuelle diabetische Spätschäden, wie erste Anzeichen einer koronaren Herzerkrankung oder Fußprobleme, erkannt werden. Diese Empfehlung sei hier mit Nachdruck weitergegeben.

Darüber hinaus ist die Evaluation des Bewegungsprogramms aus den folgenden Gründen notwendig:

◿ **Optimierung der Programmkonzeption**
Evaluation zeigt Stärken und Schwächen der zu untersuchenden Intervention und der Modulzusammenstellung. Dies ist Voraussetzung und Grundlage zur Optimierung des Programms.

◿ **Feedback für Patienten**
Die hier vorgestellten Module beruhen darauf, spezifische Fortschritte und Erfolge zu nutzen, um beim Teilnehmer übergreifende Lernprozesse und Einstellungsänderungen anzustoßen. Dazu benötigt man objektive Informationen über den Fortschritt, um sie im Rahmen von gesundheitspsychologischen Überlegungen (z.B. Kontrollüberzeugungen) nutzbar zu machen.

◿ **Legitimation/Zielerreichung**
Erst der Nachweis eines durch die Intervention geschaffenen „Mehrwerts" legitimiert diesen innerhalb des Spektrums der Angebote im Gesundheitssystem. Dies gilt insbesondere für eine Lebensstiländerung durch Bewegung, für die immer die Gefahr besteht, der privaten Lebensführung zugerechnet zu werden.

Entsprechend dieser Forderungen sollen auch diese Modulzusammenstellungen qualitativ abgesichert werden. In den dazu entwickelten Modulen geht es um die Ergebnisqualität, wozu folgende Aspekte berücksichtigt wurden:

◿ Es wurden Verfahren bevorzugt, die organisatorisch und zeitlich im Rahmen des Bewegungsangebotes durchgeführt werden können

◿ Es wurden Verfahren ausgewählt, die ohne großen apparativen Aufwand auskommen.

Im Kapitel 3 finden sich noch grundlegende Hinweise (z.B. zur Blutzuckermessung).

Für die Programmplanung ist zunächst zu differenzieren zwischen der Basisdokumentation, die unabhängig vom jeweiligen Angebot die zur Dokumentation wesentlichen Aspekte enthält (Modul Eva 1), und der Evaluation, die eine Überprüfung der jeweiligen durch die Intervention hervorgerufenen Veränderungen erlaubt (Modul Eva 2). Dabei ist zu berücksichtigen, dass zeitlich und organisatorisch aufwendige Evaluationen nicht in regulären Bewegungsprogrammen verwirklicht werden können.

Eva 1 Basisdokumentation

Ziel	Dokumentation des Bewegungsprogramms
Erläuterung und Methode	Die Basisdokumentation sollte bei einem möglichst geringen Aufwand alle Daten erfassen, die für die Bewegungsfachkraft notwendig sind, um das Angebot durchzuführen und Aussagen über den Verlauf zu machen. Die Basisdokumentation besteht aus: • Teilnehmerliste • Erweiterte Teilnehmerliste (optional) • Anwesenheitsliste (Vorsichtig einsetzen, damit die Teilnehmer sich so wenig wie möglich kontrolliert fühlen.) • Inhaltliche Dokumentation (Dazu kann eine Kopie der Tabellen der Kursinhalte gezogen werden, die um eine Spalte „Abänderungen" ergänzt wird.) • Bewertung nach Kursende (optional) • Bewegungstagebuch Die hier vorgeschlagene Aufteilung kann nach Bedarf und je nach Angebot noch ausdifferenziert werden. Ein Beispiel zeigt Tabelle 8.3.

Tab. 8.3: Eva 1 Basisdokumentation – Beispiel einer Aufteilung

Name	Alter	Größe	Gewicht	BMI	Diabetiker seit	Sonstige gesundheitliche Probleme/ Medikation	Letzter Langzeitblutzuckerwert (HbA_{1c}) vom	Berufliche Belastung	Sportliche Vorerfahrung
Müller, Heinrich	46	178	102	32	1999	Leichter Bluthochdruck Metformin	7,8 % 12.01.2010	Überwiegend sitzend	Fußball bis zum 30. Lebensjahr

Eva 2 Evaluationsmethoden

Ziel

Das Modul enthält Vorschläge zur Durchführung einer begleitenden Evaluation und Dokumentation des Bewegungsprogramms.

Erläuterung und Methode

Im Zuge der Evaluationen sollten die gesundheitsrelevanten Bereiche erfasst werden, die sich im Verlauf des Bewegungsprogramms verändern können. Dazu gehören unter anderem:

1. Blutzuckerwerte
2. Gewicht und Körperfettanteil
3. Ausdauer
4. Lebensqualität

Spielregeln für körperliche Aktivität von Diabetikern, insbesondere für insulinpflichtige Diabetiker

Wenn der Blutzucker > 300 mg/dL liegt, sollten Sie nicht auf das Training verzichten, es aber verschieben, bis die Werte wieder im Normbereich liegen.

Besonders beim erstmaligen Training sollte der Blutzuckerspiegel vor, während und nach dem Training kontrolliert werden.

Insulinpflichtige sollten etwa 30–60 Minuten vor dem Training Kohlenhydrate aufnehmen. Sollte der Blutzucker zwischen 80–100 mg/dL liegen oder gar darunter, sollten ebenfalls Kohlenhydrate zugeführt werden.

Wichtige Hinweise für Insulinpflichtige zur körperlichen Aktivität und Hypoglykämie (Unterzuckerung)

- Hypoglykämie entsteht durch ein Überangebot an Insulin.
- Körperliche Aktivität steigert für Insulinpflichtige das Risiko einer Hypoglykämie.
- Wenn Sie als Insulinpflichtige(r) spät abends trainieren, steigt das Risiko einer nächtlichen Hypoglykämie.
- Reduzieren Sie in Absprache mit Ihrem Arzt Ihre Insulindosis oder erhöhen Sie Ihre Kohlenhydratzufuhr.
- Trainieren Sie nicht unbedingt dann, wenn Ihr Insulin die höchste Wirksamkeit hat.
- Injizieren Sie das Insulin nicht in die von Ihnen besonders beanspruchte Arbeitsmuskulatur.
- Führen Sie immer schnell verfügbare Kohlenhydrate mit sich, am besten Traubenzucker.
- Trainieren Sie so wenig wie möglich allein.
- Machen Sie sich mit den Anzeichen der Unterzuckerung vertraut: Schwindel, Zittern, Kopfschmerzen, Verwirrung, Schwitzen und Sehstörungen.

1. Die Messung des Blutzuckerspiegels hat für den Typ-2-Diabetiker nicht die gleiche Wichtigkeit wie für den Typ-1-Diabetiker. Wenn keine Insulinpflicht besteht, reicht täglich eine Messung sehr gut aus. Trotzdem sollte der Teilnehmer vor und nach einer Trainingseinheit Blutzuckermessungen vornehmen, um den antidiabetischen Effekt zu erkennen und für zukünftige körperliche Aktivitäten besser abzuschätzen. Die Messung des Blutzuckers ist heute ein relativ einfaches Verfahren. Es dient vor allem der Verlaufskontrolle der Erkrankung. Um die langfristigen Effekte der körperlichen Aktivität zu evaluieren, ist es weitaus wichtiger, den Langzeitblutzuckerwert HbA_{1c} zu erfassen (vgl. dazu die Erläuterungen in Kap. 2).

Eva 2 Fortsetzung

Erläuterung und Methode	**2. Gewicht und Körperfettanteil**
	Neben einfach zu überprüfenden Variablen wie dem Körpergewicht ergibt sich ergänzend die Möglichkeit, den Körperfettanteil zu erfassen. Dazu stehen unterschiedliche Verfahren zur Verfügung. Die erste Gruppe bilden die anthropometrischen Indizes: Deren Gebrauch ist weit verbreitet, die Bewertungskriterien beruhen auf Krankendaten oder sind aus Daten zur Lebenserwartung abgeleitet worden [Metropolitan Life Insurance Company 1959 und 1983]. Dazu gehören der:
	• **Broca-Index** (BI) = Körpergröße in cm − 100/Körpergewicht in kg.
	  Werte über 1,15 bedeuten Übergewicht.
	• **Body-Mass-Index** (BMI) spiegelt das Verhältnis von Größe zu Gewicht wider. Der BMI errechnet sich aus der Formel:
	  Körpergewicht in kg/Körpergröße in Meter zum Quadrat
	  Beispiel: Gewicht 75 kg, Größe 1,75 m: 75 / 1,75 x 1,75= 24,5
	  Ein BMI zwischen 20–25 gilt als normal, Werte darüber als übergewichtig, < 18 als untergewichtig. Liegt der BMI höher, so steigt mit zunehmendem Lebensalter auch das Gesundheitsrisiko, z.B. für Gefäßkrankheiten. Ein Nachteil bei der Berechnung des BMI liegt darin, dass er nicht auf alle Gewichtstypen angewendet werden kann. Bodybuilder mit dicken Muskelpaketen wären wahrscheinlich eher übergewichtig, denn der BMI kann zwischen Muskel- und Fettmasse nicht unterscheiden.
	• Andere Werte wie der **WHR** (= waist to hip ratio: Bauch- dividiert durch Hüftumfang, Sollwert < 1,0 für Männer und Frauen) werden in Deutschland weniger genutzt. Sobald das Verhältnis von Bauch- zu Hüftumfang > 1,0 ist, steigt wegen der pathophysiologischen Bedeutung des intraabdominalen Fetts das Risiko für das Ent- oder Bestehen einer koronaren Herzkrankheit oder eines metabolischen Syndroms.
	• **Bioimpedanzmessung des Körperfettanteils:** Die zweite inzwischen einfach einzusetzende Methode ist die Erfassung des Körperfettanteils durch die Bioimpedanzmethode. Dabei wird der Mensch als ein Biosystem betrachtet, das aus mindestens zwei Kompartimenten, nämlich Fett und fettfreier Körpermasse besteht, deren Verhältnis und Volumen bestimmt werden kann. Die gemessenen Variablen, wie Körperwasser, Körperfett, Knochendichte und Mineralgehalt der Knochen, variieren dabei intra- und interindividuell nicht nur in Abhängigkeit von der Energie-, Wasser- und Elektrolytbilanz des Menschen, sondern auch mit dem Alter, dem Geschlecht und der ethnischen Gruppe. Auswertungen müssen immer vor dem Hintergrund dieser Parameter erfolgen.
	Darüber hinaus können auch die Bewegungs- und Ernährungstagebücher durch entsprechende Auswertungen zur Evaluation unter Beachtung der Datenschutzbestimmungen eingesetzt werden.
	3. Erfassung der Ausdauer
	Zur Testung steht eine Reihe von unterschiedlichen Ansätzen zur Verfügung. Die weiteste Verbreitung und die höchste Eignung im Rahmen des Deltaprinzips hat der Walktest.
	Dabei handelt es sich um ein valides und einfach durchzuführendes Testverfahren, welches an einer großen Stichprobe validiert wurde [zur genauen Durchführung und Auswertung vgl. UKK 1987]. Die Durchführung wird für die erste und vorletzte Kurseinheit empfohlen. Dieses Verfahren steht in direktem Bezug zu dem durchgeführten

Eva 2 Fortsetzung

Erläuterung und Methode	Walkingprogramm. Der Test wird über eine Gehstrecke von 2000 m durchgeführt. In die Berechnung der Testwerte, des Walk-Test-Index, fließen die dafür benötigte Zeit, Belastungspuls, Alter, Geschlecht sowie das Körpergewicht ein, wobei der Wert 100 als alterskorrelierter Durchschnittswert anzusehen ist. Der Walktest soll vorwiegend den Teilnehmern eine Rückmeldung über ihren Leistungsstand geben. Aus diesem Grund werden die Testwerte fünf unterschiedlichen Leistungskategorien zugeordnet (< 70 = sehr schwach bis > 130 = sehr gut), die eine schnelle Einschätzung der Leistungsfähigkeit erlauben (s. Tab. 8.4).

Tab. 8.4: Fitnesskategorien für den Walktest

Fitnesskategorie	Walktestindex
Sehr gut	> 130
Ausgezeichnet	120
Gut	110
Mittel	100
Schwach	90
Sehr schwach	< 70

Für alle Verfahren gilt, dass die Gültigkeit, die Zuverlässigkeit und die Objektivität gewährleistet sein müssen.

4. Erfassung der Kraft

Da in der Regel keine geeigneten Kraftmessgeräte vorhanden sind, empfehlen wir die einfache Umfangsmessung an Armen und Beinen. Diese sind gut geeignet, um eine längsschnittliche Zunahme der Muskelmasse zu erfassen. Ein höherer Bauchumfang ist aber kein Zeichen für eine verbesserte Bauchmuskulatur.

5. Lebensqualität

Hierzu eignet sich der SF-36-Fragebogen. Dabei handelt es sich um ein (krankheitsübergreifendes) Instrument, mit dem ein möglichst vollständiges Bild vom Gesundheitszustand (gesundheitsbezogene, subjektive Lebensqualität) des Teilnehmers erfasst werden soll. Ursprünglich für Gesunde konzipiert, eignet sich der SF-36 auch gut zum Einsatz bei chronisch erkrankten Personen und ist unter internationalen Gesichtspunkten das Instrument mit der weitesten Verbreitung [Huber, in: Huber & Schüle 2004]. Die Langform enthält 36 Fragen, welche sich in acht Subskalen untergliedern lassen (s. Tab. 8.5). Diese acht Subskalen wiederum lassen sich in einer körperlichen und einer psychischen Summenskala zusammenfassen.

Eva 2 Fortsetzung

Erläuterung und Methode	Tab. 8.5: Die 8 Subskalen und „Veränderung der Gesundheit" des SF-36-Health Survey [nach Bullinger, Kirchberger 1998]

Konzepte	Item-anzahl	Anzahl der Stufen	Veränderung der Gesundheit
Körperliche Funktions-fähigkeit	10	21	Ausmaß, in dem der Gesundheitszustand körper-liche Aktivitäten wie Selbstversorgung, Gehen, Treppen steigen, Bücken, Heben und mittel-schwere oder anstrengende Tätigkeiten beein-trächtigt.
Körperliche Rollenfunktion	4	5	Ausmaß, in dem der Gesundheitszustand die Ar-beit oder andere tägliche körperliche Aktivitäten beeinträchtigt, z.B. weniger schaffen als gewöhn-lich, Einschränkungen in der Art der Aktivitäten oder Schwierigkeiten, bestimmte Aktivitäten aus-zuführen.
Körperliche Schmerzen	2	11	Ausmaß an Schmerzen und Einfluss der Schmer-zen auf die normale Arbeit, sowohl im Haus als auch außerhalb.
Allgemeine Gesundheits-wahrnehmung	5	21	Persönliche Beurteilung der Gesundheit, ein-schließlich des aktuellen Gesundheitszustands, zukünftiger Erwartungen und der Widerstandsfä-higkeit gegenüber Erkrankungen.
Vitalität	4	21	Sich energiegeladen und voller Schwung fühlen versus müde und erschöpft.
Soziale Funk-tionsfähigkeit	2	9	Ausmaß, in dem die körperliche Gesundheit oder emotionale Probleme normale soziale Aktivitäten beeinträchtigen.
Emotionale Rollenfunktion	3	4	Ausmaß, in dem emotionale Probleme die Arbeit oder andere tägliche Aktivitäten beeinträchtigen; u.a. weniger Zeit aufbringen, weniger schaffen und nicht so sorgfältig wie üblich arbeiten.
Psychisches Wohlbefinden	5	26	Allgemeine psychische Gesundheit, einschließlich Depression, Angst, emotionale verhaltensbezoge-ne Kontrolle, allgemeine positive Gestimmtheit.
Veränderung der Gesundheit	1	5	Beurteilung des aktuellen Gesundheitszustandes im Vergleich zum vergangenen Jahr.

Genauere Hinweise zur Testverwendung finden sich unter www.testzentrale.de.
Ein besonderer Vorteil beim Einsatz des SF-36 liegt sicherlich darin, dass umfangrei-che Vergleichsdaten vorliegen, die zur Interpretation der vorhandenen Daten dienlich sein können.

9 Modell einer didaktisch-methodischen Stundenplanung Diabetes mellitus – orientiert an der Internationalen Klassifikation der Funktionsfähigkeit, Behinderung und Gesundheit (ICF)

A. Baldus

9.1 Rehabilitationswissenschaftliche Aspekte

Rehabilitative Versorgungspfade umfassen derzeit schwerpunktmäßig indikationsspezifische Ist-Behandlungen. Kriterien einer Soll-Vorgabe als Grundlage einer zielorientierten Rehabilitation fehlen dagegen häufig. So wird bei der Zielorientierung rehabilitativer Prozesse immer noch zu wenig die Beteiligungsmöglichkeit des Leistungsempfängers in die rehabilitativen Prozesse einbezogen. Die Gesundheitskomponenten des Rehabilitanden auf der Grundlage der ICF-Kriterien beeinflussen jedoch die Erreichbarkeit des Rehabilitationszieles wesentlich.

Eine solche patienten- bzw. rehabilitandenorientierte Erstellung von Standards für Behandlungspfade (Leitlinien) erfordert die Weiterführung der derzeit vorwiegend indikationsspezifischen (Impairment-spezifischen) Systematisierungen und Standards [Müller-Fahrnow et al. 2006] hin zu individuellen Behandlungspfaden unter Einbezug der Informationen über die Funktionsfähigkeit der zu behandelnden Menschen.

Über eine wissenschaftliche Erhebung von (indikationsspezifischen) Einzelaspekten der Rehabilitation hinaus bedarf es an dieser Stelle vielmehr einer kennzahlenorientierten Weiterentwicklung und Evaluation von leitlinienorientierten, individuellen Behandlungspfaden als Entscheidungshilfe für die Zuweisung zu optimalen und evidenzbasierten Interventionen [vgl. dazu auch Jäckel, Farin 2004].

9.2 Gesetzliche Grundlagen

Das Sozialgesetzbuch (SGB V) sieht in § 137 f. „Strukturierte Behandlungsprogramme der chronischen Krankheiten" vor. Diese sollen den Behandlungsablauf und die Qualität der medizinischen Versorgung chronisch Kranker verbessern. Derzeit gelistet als Disease Management Programme (DMPs) sind COPD, KHK, Mammakarzinom und Diabetes mellitus Typ 1 und 2. Die Programme erhalten mit der Kostenklassifikation des morbiditätsorientierten Risikostrukturausgleichs (RSA-Morbi) zur Finanzierung der Kostenträger ab 01.01.2009 besondere Gewichtung. Krankenkassen werden zunehmend stabile Chronifizierte neben fitten Gesunden zur gesunden Haushaltsführung benötigen.

Diese Zuordnung führt zu der Überlegung, für diese Indikationen, hier Diabetes mellitus, strukturierte Bewegungsprogramme zu erstellen, die den Anforderungen an § 137 SGB V genügen. Da es sich allesamt um Bewegungsmangelkrankheiten handelt, erstaunt, dass nahezu kein gängiges DMP derzeit die Bewegung impliziert. Die Bewegungsprogramme als ergänzende Angebote der DMPs sollten dabei den Anforderungen des Bundesversicherungsamtes (BVA) genügen durch epidemiologische Begründung, Evidenzbasierung, Eigenverantwortlichkeit und Empowerment des Rehabilitanden und Schulungen der Leistungserbringer und Versicherten (Patientenschulung). So sind nach § 43 Abs. 2 SGB V „… wirksame und effiziente Patientenschulungsmaßnahmen für chronisch Kranke" zu erbringen.

9.3 Blickpunkt Versorgungs- forschung

Neben rehabilitationswissenschaftlichen Aspekten und gesetzlichen Vorgaben ist auch die Betrachtung ökonomischer Anforderungen notwendig. Eine an der Erlangung oder Erhaltung der Erwerbsfähigkeit ausgerichtete Rehabilitation folgt weitestgehend den Anforderungen nach Wirtschaftlichkeit im Zuge der Kostendämpfung im Gesundheitswesen. Neben den Aspekten der Ausgabensenkung bei Einnahmenbegrenzung (Diagnosis Related Groups) steht bei „individualisierten Behandlungspfaden" die Kostensteuerung im Gesundheitswesen durch die Vermeidung und Reduktion von Folgekosten durch Über-, Unter- und Fehlversorgung im Gesundheitswesen im Vordergrund, die zu nicht stereotypen Verordnungen rehabilitativer Leistungen (EDV-gestützte Instrumentarien für die ärztliche Verordnung und Zuweisung) führen könnte.

Die Forderung, wonach für „die richtigen Patienten, zum richtigen Zeitpunkt" Behandlungsmodule zur Verfügung stehen müssen (indikationsspezifische Standards [Müller-Fahrnow 2006] bedarf der Ergänzung: „… die nur für sie richtigen Behandlungsmodule …" (= ICF-orientierte, mehrdimensionale Standards, in denen trotz gleicher Indikation unterschiedliche Beeinträchtigungen und daher unterschiedliche Behandlungen für zwei Menschen die Folge sein können).

Zielsetzungen sind in der Rehabilitation definiert durch die Vorgaben der ICF der WHO (International Classification of Functioning, Disability and Health). Sie können unter einem jeweils ausgewählten Tracer (Indikator) evaluiert werden. So können einerseits Kennzahlen für die Erreichung der ICF-Vorgaben erhoben werden (z.B. d840-859 Arbeit und Beschäftigung). Andererseits kann eine Evaluation auch Kennzahlen erstellen zur Rehabilitandenzufrieden- heit während des Rehabilitationsprozesses. Beide Aspekte sind auch im Kennzahlensystem kombinierbar, etwa Aussagen über die Rehabilitandenzufriedenheit bei der Zielsetzung Arbeit und Beschäftigung.

Das vorliegende Modell kann eingesetzt werden, um Kennzahlen der jeweiligen Kriterien der Ergebnisqualität (z.B. Employability, Selbstmanagement, Lebensqualität) zu erstellen, die einzeln erfasst – oder kombiniert – ein Mosaik für eine leitlinienorientierte Rehabilitation ergeben.

Leitlinien im Sinne von Handlungskorridoren beinhalten Fallunterscheidungen, also Alternativprozesse. Die Breite des Korridors bezieht so die individuellen und spezifischen Abweichungen und Einschränkungen einer Intervention mit ein – sie gestaltet sich so flexibler als (indikationspezifische) Standardinterventionen. Damit öffnen sich bedarfsangepasste, nicht stereotype Rehabilitationsprozesse, die eine Unter-, Über- oder Fehlversorgung vermeiden und somit auch der Fehler(kosten)kontrolle dienen.

Die Kriterien, Instrumente und Interventionen – insbesondere die Vorgaben der ICD/ICF – stehen in einem Folgezusammenhang oder in unmittelbarem Kontext bzw. in Wechselwirkung (Prozessschleifen). Insbesondere aus den Fallunterscheidungen zur Über-, Unter- und Fehlversorgung (Algorithmen) können im Rahmen von Einzelforschungen bzw. multizentrischen Studien Kennzahlen entwickelt werden (z.B. die Anzahl erfolgreicher Hüft-TEPs eines Akutkrankenhauses), die Patienten und Kostenträgern, aber auch Einrichtungsträgern Orientierungen zur Einordnung von Qualitäten der Rehabilitation geben könnten.

9.3.1 Anforderungen und Erwartungen des Rehabilitanden (Patientenorientierung)

Im Mittelpunkt des vorliegenden Diabetesprogramms steht der Patient/Rehabilitand, wobei die ICD-10 (Internationale Klassifikation der Krankheiten, 10. Revision) den diagnostizierten, ätiologischen Ansatz für die Krankheiten, Gesundheitsstörungen, Verletzungen o.Ä. liefert. In Verbindung mit der ICF ist die Information über die Funktionsfähigkeit bzw. Gesundheitskomponenten des Patienten/Rehabilitanden Grundvoraussetzung einer patientenorientierten Konzeption, Realisation (sowie der Evaluation) des individualisierten Behandlungspfades. Dies impliziert, dass zwei „Personen mit derselben Krankheit … ein unterschiedliches Niveau der Funktionsfähigkeit aufweisen … und zwei Personen mit gleichem Niveau der Funktionsfähigkeit … nicht notwendigerweise das gleiche Gesundheitsproblem haben" können [ICF, Stand Oktober 2005].

Die Austauschwirkung mit den Nebenprozessen, den Gesundheitskomponenten des Rehabilitanden (ICF) – insbesondere der Kontextfaktoren –, die Veränderungen des Rehabilitationsstatus des Rehabilitanden, Änderungen bei den Strukturvorgaben u.Ä. führen dabei zu einem Algorithmus (Fallunterscheidungen), wann welche Interventionen („richtige Behandlungsmodule zum richtigen Zeitpunkt für den richtigen Patienten") im Rehabilitationsprozess zu einer Unter-, Über- und Fehlversorgung führen und ausgeschlossen werden müssen (Fehler(kosten)kontrolle und Optimierung des Rehabilitationsprozesses). Die dabei zu entwickelnden Kennzahlen können somit zur Formulierung von Leitlinien herangezogen werden. Das vorliegende Diabetesprogramm empfiehlt wenigstens zwei Versorgungspfade:

◢ Pfad I: Kombination aus Wissen-Handeln
◢ Pfad II: Kombination aus Wissen-Emotion

9.3.2 ICF-orientiertes Interventionsmodell Diabetes mellitus

Die Vorgaben der ICD/ICF nehmen wesentlichen Einfluss auf die Prozessqualität der Diabetesprogramme. Das vorliegende Interventionsmodell basiert auf der Mehrdimensionalität der ICF-Vorgaben. Innerhalb des Programms müssen rehabilitative Interventionen sowohl die physischen wie auch psychischen bzw. psychosozialen Komponenten des Rehabilitanden einbeziehen.

Hierzu eignen sich gesundheitspädagogische Modelle in besonderem Maße.

Ausgehend von der Diagnose (ICD) kann die didaktische Auswahl motorischer, kognitiver wie affektiver Lernziele individuell und rehabilitandenorientiert zur Erreichung von ICF-Vorgaben dienen. Ebenso können die Methoden und Maßnahmen der Rehabilitationsprozesse individuell und rehabilitandenorientiert indiziert werden. Dies ist von umso größerer Bedeutung, als nicht nur zwei Personen mit gleichem Impairment unterschiedliche Funktionsfähigkeiten aufweisen können, sondern hierbei nicht notwendigerweise in gleichem Maße an der abgeleiteten didaktisch-methodischen Intervention partizipieren müssen. Inhalte und Maßnahmen der Rehabilitation, die für einen Patienten durch dessen Gesundheitskomponenten umsetzbar und erreichbar sein können, müssen dies für einen anderen Patienten (gleicher Schädigung und gleicher oder abweichender Funktionsfähigkeit) nicht unbedingt sein. Gesundheitskomponenten können dabei in nur einem oder zwei Aspekten voneinander abweichen und begründen damit nicht stereotype Rehabilitationsprozesse. Innerhalb der Prozessschleifen und Algorithmen ist dabei zu beachten, dass die Gesundheitskomponenten des Rehabilitanden auch während des Rehabilitationsprozesses veränderbar sind (z.B. das Entstehen von Bewegungsängsten durch Schmerzen). Die didaktisch-methodische Auswahl von Rehabilitationsmaßnahmen kann während des Rehabilitationsprozesses permanenten Änderungen bzw. Anpassungen unterliegen. Daher ist ein Controlling der Rehabilitandenorientierung zu jedem Zeitpunkt des Rehabilitationsprozesses notwendig.

Aus den individualisierten Rahmenbedingungen des Rehabilitanden ergeben sich individualisierte Module –, also Behandlungseinheiten, in deren Gesamtheit sich höchst unterschiedliche Behandlungspfade ergeben können.

Orientiert an den Impairments, physischen und psychischen Aktivitäten des täglichen Lebens sowie der Partizipation werden drei Ebenen der Intervention berücksichtigt:

- ◢ Wissen
- ◢ Handeln
- ◢ Emotion

und entsprechende Module (didaktisch-methodische Auswahl) eingesetzt zur Erreichung der

- ◢ Entscheidungskompetenz
- ◢ Handlungs- und Sozialkompetenz sowie
- ◢ Bewegungskompetenz.

Aus dieser Ableitung ergeben sich Stundeninhalte zu den Modulen Wissen – Handeln – Emotion.

9.3.3 Diabetes mellitus: ICD- und ICF-Schlüssel

Für die Zuweisung in einen Behandlungspfad empfiehlt sich zunächst eine Auswahl der infrage kommenden prozentualen Anteile der ICF-Schlüssel.

In den Tabellen 9.1–9.4 ist eine Auswahl der Zuordnungsmöglichkeiten zu ersehen:

Tab. 9.1: Diabetes mellitus: Körperfunktionen

b 126 Funktionen von Temperament und Persönlichkeit	b 1263 psychische Stabilität
b 130 Funktionen der psychischen Energie und des Antriebs	b 1300 psychische Energie
b 180 Selbstwahrnehmung	b 1301 Motivation
b 210 Funktionen des Sehens	b 1302 Appetit
b 215 Funktionen von Strukturen, die in Verbindung stehen mit dem Auge	b 1801 Körperschema
b 140–429 Funktionen des kardiovakulären Systems	b 410 Herzfunktionen
b 430 Funktionen des hämatologischen Systems	b 415 Blutgefäßfunktionen
b 520 Funktionen der Nahrungsmittelassimilation	b 420 Blutdruckfunktionen
b 540 Allgemeine Stoffwechselfunktionen	b 4302 Metabolittransport des Blutes
b 545 Wasser-, Mineral-, Elektrolythaushalt	b 4551 Aerobe Kapazität
b 550 Funktionen der Wärmeregulation	b 5400 Grundumsatz
b 710–729 Funktionen der Gelenke und Knochen	b 5508 + 5509 Wärmeregulationsfunktionen
b 730–749 Funktionen der Muskeln	b 710 Funktionen der Gelenkbeweglichkeit
b 860 Funktion der Nägel (Füße)	B 730 Funktionen der Muskelkraft
b 110 Funktionen des Bewusstseins (Zuckerschock)	
b 114 Funktionen der Orientierung	

Tab. 9.2: Diabetes mellitus: Körperstrukturen

s 220 Struktur des Augapfels (Bulbus)

s 140 Struktur des kardiovaskulären Systems

s 430 Struktur des Atmungssystems

s 598 + 599 mit dem Verdauungs-, Stoffwechsel- und endokrinen System in Zusammenhang stehenden
   Strukturen

s 770 Weitere mit der Bewegung in Zusammenhang stehende muskuloskeletale Strukturen

s 7502 Strukturen der Knöchelregion und des Fußes

Tab. 9.3: Diabetes mellitus: ADLs, Aktivitäten und Partizipation

d 110–129 bewusste sinnliche Wahrnehmungen	d 120 andere bewusste sinnliche Wahrnehmungen (z.B. Schmecken)
d 240 mit Stress und anderen psychischen Anforderungen umgehen	d 2401 mit Stress umgehen
d 410–429 Mobilität	d 450 gehen
d 450–469 gehen und sich fortbewegen	d 455 sich auf andere Weise fortbewegen
d 4104 stehen	d 460 sich in verschiedenen Umgebungen fortbewegen (Wohnung)
d 470-489 sich mit Transportmitteln fortbewegen	d 470 Transportmittel benutzen
Kapitel 5: Selbstversorgung	d 5203 die Fußnägel pflegen
d 510 sich waschen	d 5701 Ernährung und Fitness handhaben
d 570 auf seine Gesundheit achten	d 5702 seine Gesundheit erhalten
d 710–779 allgemeine und besondere interpersonelle Interaktionen	d 750 informelle soziale Beziehungen
	d 760 Familienbeziehungen
d 840–859 Arbeit und Beschäftigung	d 840 Vorbereitung auf Erwerbstätigkeit

Tab. 9.4: Diabetes mellitus: Umweltfaktoren

e 120 Produkte und Technologien zur persönlichen Mobilität drinnen und draußen

e 140 Produkte und Technologien für Kultur, Freizeit und Sport

Kapitel 3: Unterstützung und Beziehungen

e 310 engster Familienkreis

e 320 Freunde

e 355 Fachleute der Gesundheitsberufe

Kapitel 5: Dienste, Systeme und Handlungsgrundsätze

e 510 für die Konsumgüterproduktion

e 515 Architektur- und Bauwesen

e Stadt- und Landschaftsplanung

e 540 Transportwesen

e 580 des Gesundheitswesens

9.3.4 Cluster und Versorgungspfade

Um eine didaktisch-methodische Auswahl und Abfolge des vorliegenden Diabetesprogramms in Versorgungspfade vornehmen zu können, bietet sich eine Bündelung (Cluster) der erhobenen ICF-Codes in die Module Wissen – Handeln – Emotion an (s. Abb. 9.1a und b).

In der Folge bietet sich eine ICF-orientierte Stundenplanung mit Modulauswahl und Modulkombination an (s. Kap. 10).

Für eine künftige individualisierte Versorgung von adipösen Rehabilitanden wird eine Zuweisung in mindestens zwei alternative Versorgungspfade empfohlen. Es gibt sicherlich Patienten mit vornehmlicher Notwendigkeit zur Versorgung der körperlichen Komponenten (Körperstruktur, -funktion und ADLs). Diesen muss ein Mehr an Versorgung bereitgestellt werden im Segment Handeln.

Früher aktive Diabetiker (Verunfallte, ehemalige Leistungssportler, aktive Personen, deren äußere Rahmenbedingungen neue Verhaltensmuster begründen, wie z.B. ein früher läuferisch aktiver Ex-Außenminister u.Ä.) benötigen sicherlich mehr Intervention zur Aktivierung und Selbstwirksamkeit, um richtige Handlungsmuster zu initiieren und sich zu motivieren. Hier ist das Segment Emotion stärker gefragt.

Eine individualisierte statt indikationsbezogene Zuweisung zu ICF-orientierten Bewegungstherapien könnte eine neue Form der Versorgung von Rehabilitanden begründen.

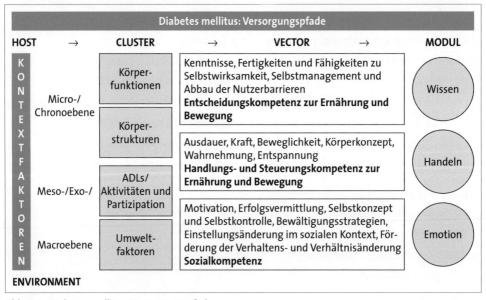

Abb. 9.1a: Diabetes mellitus: Versorgungspfade

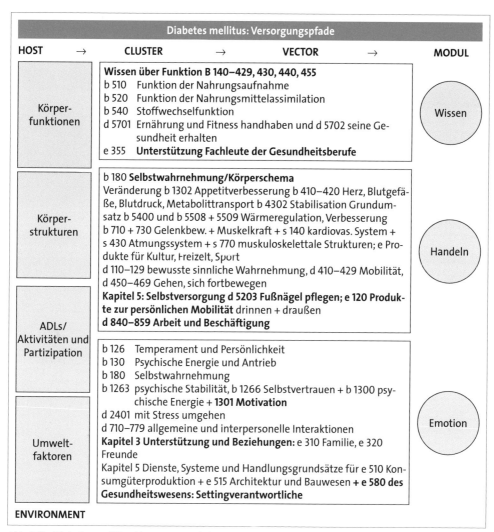

Abb. 9.1b: Diabetes mellitus: Versorgungspfade

10 Bewegung und Sport bei Diabetes

10.1 Bewegungsprogramm

F. Baumman, K. Schüle

Tab. 10.1: Übersicht des Therapieprogramms

Therapie-Tag	Konzeption (Inhalte)	Realisation (Methoden)	Evaluation (Assessment)
Tag 1	Testungen, Organisation, 1. Kennenlernen, 1. Vortrag: Bewegungsempfehlungen mit Diabetes	Testungen, Unterrichtsmaterial, Info-Flyer, Broschüren, Namens-Ball ...	SF-36, EORTC-(BR), Walk-Test
Tag 2	Spiele zum weiteren Kennen lernen in Bewegung, SP: Koordination	Geh- und Laufvariationen, Kennenlern-Spiele, Gleichgewichtsübungen	
Tag 3	DAK-Basics, Dehn- und Kräftigungsübungen zum Aufwärmen; SP: Ausdauer	Gehübungen, Walken in der freien Natur in Intervallen	
Tag 4[1]	Förderung der Kraft durch Mattengymnastik oder ggf. im Wasser	Kräftigungsgymnastik auf der Matte; wenn möglich im Wasser mit Aqua-Power-Handschuh	
Tag 5	DAK-Basics, Dehn- und Kräftigungsübungen zum Aufwärmen; SP: Techniktraining Nordic-Walking, Ausdauer	Geh- und Laufvariationen, Einführung in die Technik Nordic-Walking, Intervalltraining	
Tag 6	DAK-Basics, Dehn- und Kräftigungsübungen zum Aufwärmen; SP: Förderung der Kraft in Arm- und Brustmuskulatur	Geh-, Lauf- und Fahrtenspiele, Kräftigungsgymnastik mit dem Fitnessband	
Tag 7	DAK-Basics, Dehn- und Kräftigungsübungen zum Aufwärmen; SP: Koordination	Geh- und Laufvariationen, Förderung der Rhythmusfähigkeit (mit Musik)	
Tag 8[1]	Ausdauer-, Dehn- und Kräftigungsübungen zum Aufwärmen, SP: Förderung der Kraft in Brust- und Rückenmuskulatur (in der Halle oder ggf. im Wasser)	Geh-, Lauf- und Fahrtenspiele, Kräftigungsgymnastik mit Fitnessband (Halle); wenn möglich im Wasser mit versch. Materialien	
Tag 9	DAK-Basics, Dehn- und Kräftigungsübungen zum Aufwärmen; SP: Ausdauer	Gehvariationen mit Stöcken, Nordic-Walking	
Tag 10	Ausdauer-, Dehn- u. Kraftübungen zum Aufwärmen, SP: Förderung der gruppendynamischen Prozesse, Übergang in die Reha-Sportgruppe	Testungen, Aufwärmspiel, Bewegungsspiele mit Ball, Adressenvermittlung in die Reha-Sportgruppe	SF-36, EORTC-(BR), Walk-Test

[1] Sollten keine Möglichkeiten zur Wassergymnastik vorhanden sein, wird an diesen beiden Tagen ein Alternativprogramm in der Sporthalle, auf dem Sportplatz, in der Natur etc. angeboten.

Kontraindikationen bei Sport mit Diabetes

Sport oder körperliche Aktivitäten nicht durchführen:

◢ ohne fachärztliche Untersuchung

◢ ohne Auffüllung der Kohlenhydratspeicher <u>vor</u> dem Sport

◢ wenn der Blutzucker unmittelbar vor dem Sport außerhalb des Referenzbereiches von 150–180 mg/dl liegt (Sicherheitsblutzucker)

◢ bei positivem Azeton-Test (bei Blutzucker > 250 mg immer Azeton messen!!!)

◢ ohne SOS-Notfall-Set zur sofortigen Behandlung einer Hypoglykämie

◢ bei hypoglykämischen Symptomen (Zittern, Müdigkeit, Herzrasen, kalter Schweiß, Schwächegefühl, Sehstörungen, Schwindel, Aggressivität …)

◢ ohne ausreichende Getränkeaufnahme vor und während des Sports

◢ bei allgemeinen Kontraindikationen

Spezieller Hinweis:

Die Teilnehmer sollen unmittelbar vor und nach der Reha-Sportstunde den Blutzucker messen. Dahingehend erfolgt eine weitere Nachmessung etwa zwei bis drei Stunden nach der Bewegung, um so deutlich zu machen, dass der Blutzucker im Nachbrenneffekt auch noch Stunden nach der Belastung sinkt. Das damit verbundene Ziel lautet, ein Gespür für den Einfluss von körperlichen Aktivitäten auf den Blutzucker zu bekommen.

Therapie-Tag 1

Stundenthema

Testungen der Ausdauer und Lebensqualität, Organisation, theoretische Einführung in das Thema Bewegung, Sport und Diabetes (4 Schritte vor dem Sport) und Bewegungsspiel zum Kennenlernen

Zeit	Ziele	Inhalte
	30 Minuten vor der Stunde: Assessments	SF-36, EORTC-(BR), 2000m Walktest
0–5 min	**Begrüßung** • Erste Kontaktaufnahme • Vorstellen des Therapeuten	• Begrüßungsgespräch
5–20 min	**Organisationsgespräch** • organisatorischer Rahmen • Klärung spezieller Fragen	• DMP-Projekt wird vorgestellt • Broschüren, Flyer verteilt
20–45 min	**Wissensvermittlung** • Aufklärung Diabetes und Sport inkl. Ernährung • 4 Schritte vor dem Sport • Sicherheit schenken • Erstes gemeinsames Blutzuckermessen • Unsicherheit mindern	• Bewegungsempfehlungen • Ernährungsempfehlungen • Kontraindikationen • State of the Art • Blutzuckermessen vor der Stunde
45–60 min	**Kennenlernen** • Erste Kontaktaufnahmen • Förderung der sozialen Kompetenzen	• Kennenlernspiel in Bewegung! (z.B. Namen-Ball, mit weiteren Variationen) • Blutzuckermessung nach der Stunde
Anmerkungen	Besondere Hinweise und Empfehlungen für Bewegungs-, Sport- und Alltagssituationen, einschließlich Kontraindikationen bei Sport mit Diabetes (!)	

Ziele der Stunde

- Durchführung der Ausdauer- und Lebensqualitätsuntersuchungen
- Klärung organisatorischer Fragen und erstes Kennenlernen
- Wissensvermittlung zum Thema Bewegung, Sport und Diabetes
- Aufklärung: 4 Schritte vor dem Sport:
  1. Insulin reduzieren,
  2. Kohlenhydrate zuführen,
  3. ausreichend trinken,
  4. Blutzucker messen
- Förderung auf psychosozialer Ebene

Ziele der Stunde

- Förderung der Koordination
- intensiveres Kennenlernen
- Förderung der koordinativen und psychosozialen Komponente

Therapie-Tag 2
Stundenthema
Förderung der Koordination

Zeit	Ziele	Inhalte
0–5 min	**Begrüßung** • Befindlichkeitsfeststellung • Die letzte Stunde (Reflexion) • Klärung des Stundenthemas • Blutzuckerfeststellung mit Berücksichtigung der letzten Zuckerwerte (ggf. Kohlenhydratanpassung)	• Gespräche im Kreis • Stundeninhalte • Gemeinsames Blutzuckermessen
5–20 min	**Aufwärmen** • Aktivierung des Herz-Kreislauf-Systems • Belastungsgewöhnung • Förderung der Ausdauerleistungsfähigkeit • Gegenseitiges Kennenlernen • Verletzungsprophylaxe • Verbesserung der Körperwahrnehmung	• DAK-Basics (Ausdauer-Akademie) • Geh- und Laufvariationen mit Kennenlernspiel • Dehn- und Kräftigungsübungen mit Partner
20–50 min	**Förderung der Koordination** • Verbesserung der Gleichgewichtsfähigkeit • Förderung der Körperwahrnehmung	• Teilnehmer bilden 3–4 Gruppen • Gleichgewichtsparcour mit 4–5 Stationen • Alle Teilnehmer durchlaufen den Parcour
50–60 min	**Förderung der Körperwahrnehmung** • Entspannung • Verbesserung des Körpergefühls • Senkung des Aktivitätsniveaus	• Progressive Muskelentspannung auf der Matte mit geschlossenen Augen, ggf. mit Musik • Zum Ende der Stunde: Blutzuckermessung
Anmerkungen	Besondere Hinweise und Empfehlungen für Bewegungs-, Sport-, Ernährungs- und Alltagssituationen, einschließlich Kontraindikationen bei Sport mit Diabetes (!)	

Therapie-Tag 3
Stundenthema
Förderung der Ausdauer zum Thema Walken
(am besten in der freien Natur)

Ziele der Stunde
Verbesserung der Ausdauerleistungsfähigkeit
Förderung der allgemeinen Fitness
Gewinn von Bewegungssicherheit

Zeit	Ziele	Inhalte
0–5 min	**Begrüßung** • Befindlichkeitsfeststellung • Die letzte Stunde (Reflexion) • Klärung des Stundenthemas • Blutzuckerfeststellung mit Berücksichtigung der letzten Zuckerwerte (ggf. Kohlenhydratanpassung)	• Gespräche im Kreis • Stundeninhalte • Gemeinsames Blutzuckermessen
5–20 min	**Aufwärmen** • Belastungsgewöhnung • Aktivierung des Herz-Kreislauf-Systems • Förderung der Ausdauerleistungsfähigkeit • Förderung der Dehnfähigkeit • Verletzungsprophylaxe • Förderung der Körperwahrnehmung	• DAK-Basics (Ausdauer-Akademie) • Geh- bzw. Laufvariationen in der freien Natur • Vorsichtige Dehn- und Kräftigungsübungen im Stehen mithilfe eines Baumes
20–55 min	**Förderung der Ausdauer** • Verbesserung der Ausdauerleistungsfähigkeit • Gewinn neuen Selbstvertrauens	• Aktives gemeinsames Walken durch die Natur in Intervallen mit einer Minute Pause nach jeweils 5-minütigem Walken • Ggf. Pulsfrequenzmesser
55–60 min	**Flexibilität und Entspannung** • Verbesserung der Dehnfähigkeit • Entspannung • Senkung des Aktivitätsniveaus	• Dehnübungen am Baum • Zum Ende der Stunde: Blutzuckermessung
Anmerkungen	Besondere Hinweise und Empfehlungen für Bewegungs-, Sport-, Ernährungs- und Alltagssituationen, einschließlich Kontraindikationen bei Sport mit Diabetes (!)	

Therapie-Tag 4a
Stundenthema
Förderung der Kraft mittels Mattengymnastik

Ziele der Stunde
◢ Verbesserung der Kraft in der Rücken- und Bauchmuskulatur
◢ Förderung der Koordination

Zeit	Ziele	Inhalte
0–5 min	**Begrüßung** • Befindlichkeitsfeststellung • Die letzte Stunde (Reflexion) • Klärung des Stundenthemas • Blutzuckerfeststellung mit Berücksichtigung der letzten Zuckerwerte (ggf. Kohlenhydratanpassung)	• Gespräche im Kreis • Stundeninhalte • Gemeinsames Blutzuckermessen
5–20 min	**Aufwärmen** • Belastungsgewöhnung • Aktivierung des Herz-Kreislauf-Systems • Förderung der Ausdauerleistungsfähigkeit • Verletzungsprophylaxe • Förderung der Körperwahrnehmung	• DAK-Basics (Ausdauer-Akademie) • Geh- bzw. Laufvariationen • Vorsichtige Dehn- und Kräftigungsübungen
20–50 min	**Förderung der Kraft** • Verbesserung der Kraft in der Rücken- und Bauchmuskulatur	• Mattengymnastik, ggf. mit Kleinmaterialien • Zuerst im Stehen, dann in Rücken-, Seiten- und Bauchlage und im Vierfüßerstand
50–60 min	**Entspannung** • Förderung der Körperwahrnehmung • Verbesserung des Körpergefühls • Senkung des Aktivitätsniveaus	• Körperreise mit geschlossenen Augen und Musik • Zum Ende der Stunde: Blutzuckermessung
Anmerkungen	Besondere Hinweise und Empfehlungen für Bewegungs-, Sport-, Ernährungs- und Alltagssituationen, einschließlich Kontraindikationen bei Sport mit Diabetes (!)	

Therapie-Tag 4b
(falls ein Hallenbad zur Verfügung steht)
Stundenthema
Kräftigungsgymnastik im Wasser

Ziele der Stunde
◢ Verbesserung der Kraftsituation
◢ Förderung der Kraft in Rücken, Armen
  und Beinen

Zeit	Ziele	Inhalte
0–5 min	**Begrüßung** • Befindlichkeitsfeststellung • Die letzte Stunde (Reflexion) • Klärung des Stundenthemas • Blutzuckerfeststellung mit Berücksichtigung der letzten Zuckerwerte (ggf. Kohlenhydratanpassung)	• Gespräche am Beckenrand • Stundeninhalte • Gemeinsames Blutzuckermessen
5–20 min	**Aufwärmen** • Aktivierung des Herz-Kreislauf-Systems • Förderung der Ausdauerleistungsfähigkeit • Verletzungsprophylaxe • Förderung der Körperwahrnehmung	• Teilnehmer bewegen sich zum Aufwärmen durch das brusttiefe Wasser • Geh-, Lauf- und Schwimmvariationen • Mit Kleingeräten
20–50 min	**Förderung der Kraft** • Verbesserung der Kraftsituation • Förderung der Koordination	• Kräftigungsübungen mit Aqua-Power-Handschuhen • Variationen unter Einbezug der unteren Extremitäten
50–60 min	**Entspannung** • Verbesserung der Flexibilität • Senkung des Aktivitätsniveaus • Entspannung	• Dehnübungen am Beckenrand für Arme, Schulter und Beine • Zum Ende der Stunde: Blutzuckermessung
Anmerkungen	Besondere Hinweise und Empfehlungen für Bewegungs-, Sport-, Ernährungs- und Alltagssituationen, einschließlich Kontraindikationen bei Sport mit Diabetes (!)	

Therapie-Tag 5
Stundenthema
Förderung der Ausdauer durch Nordic Walking

Ziele der Stunde
◢ Verbesserung der allgemeinen Leistungsfähigkeit und Ausdauer
◢ Einführung in die Technik des Nordic Walkings

Zeit	Ziele	Inhalte
0–5 min	**Begrüßung** • Befindlichkeitsfeststellung • Die letzte Stunde (Reflexion) • Klärung des Stundenthemas • Blutzuckerfeststellung mit Berücksichtigung der letzten Zuckerwerte (ggf. Kohlenhydratanpassung)	• Gespräche im Kreis • Stundeninhalte • Gemeinsames Blutzuckermessen
5–15 min	**Aufwärmen** • Aktivierung des Herz-Kreislauf-Systems • Förderung der Ausdauerleistungsfähigkeit • Verletzungsprophylaxe • Förderung der Körperwahrnehmung	• DAK-Basics (Ausdauer-Akademie) • Geh- und Laufvariationen ohne Stöcke • Vorsichtige Dehn- und Beweglichkeitsübungen mit Stöcken
15–35 min	**Techniktraining Nordic Walking** • Einführung in die Geh- und Stocktechnik des Nordic Walkings • Materialgewöhnung	• Theoretische und praktische Einführung in das Nordic Walking
35–50 min	**Nordic Walking** • Förderung der Ausdauerleistungsfähigkeit • Verbesserung der Nordic-Walking-Technik	• Gemeinsames Nordic Walking auf einer Waldstraße • Pendelläufe (Intervalltraining) • Korrekturen
50–60 min	**Entspannung** • Senkung des Aktivitätsniveaus • Sensibilisierung für die Natur	• Naturreise: Alle schließen die Augen, und jeder sucht sich einen Baum zum Festhalten; Gruppenleiter liest eine kurze Naturgeschichte vor • Zum Ende der Stunde: Blutzuckermessung
Anmerkungen	Besondere Hinweise und Empfehlungen für Bewegungs-, Sport-, Ernährungs- und Alltagssituationen, einschließlich Kontraindikationen bei Sport mit Diabetes (!)	

Therapie-Tag 6
Stundenthema
Förderung der Kraft mit dem Fitnessband

Ziele der Stunde
◢ Verbesserung der Kraftsituation (Schwerpunkt: Arme und Rücken)
◢ Verbesserung der Koordination

Zeit	Ziele	Inhalte
0–5 min	**Begrüßung** • Befindlichkeitsfeststellung • Die letzte Stunde (Reflexion) • Klärung des Stundenthemas • Blutzuckerfeststellung mit Berücksichtigung der letzten Zuckerwerte (ggf. Kohlenhydratanpassung)	• Gespräche im Kreis • Stundeninhalte • Gemeinsames Blutzuckermessen
5–20 min	**Aufwärmen** • Aktivierung des Herz-Kreislauf-Systems • Förderung der Ausdauerleistungsfähigkeit • Verletzungsprophylaxe • Förderung der Körperwahrnehmung	• DAK-Basics (Ausdauer-Akademie) • Gehvariationen • Geh-, Lauf- und Fahrtenspiele • Vorsichtige Dehn- und Kräftigungsübungen
20–50 min	**Kräftigungsgymnastik mit dem Fitnessband** • Verbesserung der Kraftsituation • Verbesserung der Koordination	• Kräftigungsgymnastik mit dem Fitnessband • Der Schwerpunkt liegt auf der Förderung der Arm- und Brustmuskulatur • Moderate Intensitäten: etwas anstrengend • Übungen im Stehen und Liegen (Matten)
50–60 min	**Förderung der Körperwahrnehmung** • Verbesserung des Körpergefühls • Senkung des Aktivitätsniveaus • Entspannung	• Atemgymnastik • Zum Ende der Stunde: Blutzuckermessung
Anmerkungen	Besondere Hinweise und Empfehlungen für Bewegungs-, Sport-, Ernährungs- und Alltagssituationen, einschließlich Kontraindikationen bei Sport mit Diabetes (!)	

Therapie-Tag 7

Stundenthema

Förderung der Ausdauer und Koordination durch Tänze

Ziele der Stunde

◿ Förderung der Ausdauerleistungsfähigkeit
◿ Verbesserung der Koordination
◿ Förderung des sozialen Miteinanders durch Spaß und Freude an der Bewegung

Zeit	Ziele	Inhalte
0–5 min	**Begrüßung** • Befindlichkeitsfeststellung • Die letzte Stunde (Reflexion) • Klärung des Stundenthemas • Blutzuckerfeststellung mit Berücksichtigung der letzten Zuckerwerte (ggf. Kohlenhydratanpassung)	• Gespräche im Kreis • Stundeninhalte • Gemeinsames Blutzuckermessen
5–15 min	**Aufwärmen** • Aktivierung des Herz-Kreislauf-Systems • Förderung der Ausdauerleistungsfähigkeit • Verletzungsprophylaxe • Förderung der Körperwahrnehmung	• DAK-Basics (Ausdauer-Akademie) • Gehvariationen • Geh-, Lauf- und Fahrtenspiele • Vorsichtige Dehn- und Kräftigungsübungen
15–50 min	**Einstudieren eines Tanzes** • Verbesserung der Ausdauerleistungsfähigkeit • Förderung der Koordination (Rhythmus) • Spaß und Freude	• Ein Tanz wird gemeinsam zur Musik kreiert • Schrittfolgen • Evt. Materialeinsatz
50–60 min	**Förderung der Körperwahrnehmung** • Verbesserung des Körpergefühls • Senkung des Aktivitätsniveaus • Entspannung	• Partnerübungen: Ein Teilnehmer in Bauchlage; der andere schreibt Zahlen und Buchstaben auf den Rücken, die erraten werden müssen • Zum Ende der Stunde: Blutzuckermessung
Anmerkungen	Besondere Hinweise und Empfehlungen für Bewegungs-, Sport-, Ernährungs- und Alltagssituationen, einschließlich Kontraindikationen bei Sport mit Diabetes (!)	

Therapie-Tag 8a
Stundenthema
Förderung der Kraft mit dem Fitnessband

Ziele der Stunde
◢ Verbesserung der Kraftsituation (Schwerpunkt: Arme und Rücken)
◢ Verbesserung der Koordination

Zeit	Ziele	Inhalte
0–5 min	**Begrüßung** • Befindlichkeitsfeststellung • Die letzte Stunde (Reflexion) • Klärung des Stundenthemas • Blutzuckerfeststellung mit Berücksichtigung der letzten Zuckerwerte (ggf. Kohlenhydratanpassung)	• Übergang in die Rehabilitationssportgruppe bzw. in den Gesundheitssport (Bsp.: DAK-Kurse) • Aufklärung (§ 44 SGB IX) • Gespräche im Kreis • Stundeninhalte • Gemeinsames Blutzuckermessen
5–20 min	**Aufwärmen** • Aktivierung des Herz-Kreislauf-Systems • Förderung der Ausdauerleistungsfähigkeit • Verletzungsprophylaxe • Förderung der Körperwahrnehmung	• DAK-Basics (Ausdauer-Akademie) • Gehvariationen • Geh-, Lauf- und Fahrtenspiele • Vorsichtige Dehn- und Kräftigungsübungen
20–50 min	**Kräftigungsgymnastik mit dem Fitnessband** • Verbesserung der Kraftsituation	• Gymnastische Übungen mit dem Fitnessband • Der Schwerpunkt liegt auf der Förderung der Brust- und Rückenmuskulatur • Höhere Intensitäten: etwas anstrengend bis anstrengend • Übungen im Stehen und Liegen (Matten)
50–60 min	**Förderung der Körperwahrnehmung** • Verbesserung des Körpergefühls • Senkung des Aktivitätsniveaus • Entspannung	• Autogenes Training • Zum Ende der Stunde: Blutzuckermessung
Anmerkungen	Besondere Hinweise und Empfehlungen für Bewegungs-, Sport-, Ernährungs- und Alltagssituationen, einschließlich Kontraindikationen bei Sport mit Diabetes (!)	

Therapie-Tag 8b
(falls ein Hallenbad zur Verfügung steht)
Stundenthema
Förderung der Kraftausdauer mithilfe verschiedener Materialien

Ziele der Stunde
◢ Förderung der Kraftausdauer
◢ Verbesserung der allgemeinen Fitness

Zeit	Ziele	Inhalte
0–5 min	**Begrüßung** • Befindlichkeitsfeststellung • Die letzte Stunde (Reflexion) • Klärung des Stundenthemas • Blutzuckerfeststellung mit Berücksichtigung der letzten Zuckerwerte (ggf. Kohlenhydratanpassung) • Übergang in die Rehabilitationssportgruppe bzw. in den Gesundheitssport (z.B. DAK-Kurse) • Aufklärung (§ 44 SGB IX)	• Gespräche im Kreis • Stundeninhalte • Gemeinsames Blutzuckermessen
5–20 min	**Aufwärmen** • Aktivierung des Herz-Kreislauf-Systems • Förderung der Ausdauerleistungsfähigkeit • Förderung der Körperwahrnehmung	• Gemeinsames Gehen durch das brusthohe Wasser (Variationen) • Aufwärmspiel – Schlange: ganze Gruppe bildet eine Schlange und läuft hintereinander her • Tempowechsel, plötzliche Drehbewegungen, Kurven • Materialtransport von vorne nach hinten und umgekehrt, durch die Beine in Bewegung bleiben
20–50 min	**Förderung der Kraftausdauer** • Verbesserung der Kraftsausdauer für die oberen und unteren Extremitäten	• Kraftausdauer-Übungen mit verschiedenen Materialien (Stöcken, Brettern, Schaumstoffwürfeln) für die oberen und unteren Extremitäten im Stehen und Gehen
50–60 min	**Dehnübungen** • Förderung der Flexibilität • Verbesserung des Körpergefühls • Senkung des Aktivitätsniveaus	• Dehnübungen für die oberen und unteren Extremitäten • Zum Ende der Stunde: Blutzuckermessung
Anmerkungen	Besondere Hinweise und Empfehlungen für Bewegungs-, Sport-, Ernährungs- und Alltagssituationen, einschließlich Kontraindikationen bei Sport mit Diabetes (!)	

Therapie-Tag 9
Stundenthema
Förderung der Ausdauer durch Nordic Walking in der freien Natur

Ziele der Stunde
◢ Verbesserung der Ausdauer
◢ Festigen der Nordic-Walking-Technik

Zeit	Ziele	Inhalte
0–5 min	**Begrüßung** • Befindlichkeitsfeststellung • Die letzte Stunde (Reflexion) • Klärung des Stundenthemas • Blutzuckerfeststellung mit Berücksichtigung der letzten Zuckerwerte (ggf. Kohlenhydratanpassung) • Übergang in die Rehabilitationssportgruppe bzw. in den Gesundheitssport (z.B.: DAK-Kurse) • Aufklärung (§ 44 SGB IX)	• Gespräche im Kreis • Stundeninhalte • Gemeinsames Blutzuckermessen • Broschüren, Flyer verteilen (Adressen)
5–15 min	**Aufwärmen** • Aktivierung des Herz-Kreislauf-Systems • Förderung der Ausdauerleistungsfähigkeit • Verletzungsprophylaxe	• DAK-Basics (Ausdauer-Akademie) • Gehvariationen mit Stöcken • Geh-, Lauf- und Fahrtenspiele • Vorsichtige Dehn- und Kräftigungsübungen
15–25 min	**Dehnübungen** • Verletzungsprophylaxe • Verbesserung der Mobilität und des Bewegungsumfangs	• Flexibilitätsübungen mit Stöcken • Dehnübungen (Schwerpunkt: obere und untere Extremitäten)
25–50 min	**Förderung der Ausdauer** • Dauermethode • Verbesserung der Ausdauer • Festigen der Technik Nordic Walking	• Anwenden der erlernten Technik Nordic Walking auf Grundlage der DAK-Basics (Ausdauer-Akademie) • Dauermethode
50–60 min	**Entspannung** • Senkung des Aktivitätsniveaus • Förderung der Körperwahrnehmung	• Dehnübungen • Zum Ende der Stunde: Blutzuckermessung
Anmerkungen	Besondere Hinweise und Empfehlungen für Bewegungs-, Sport-, Ernährungs- und Alltagssituationen, einschließlich Kontraindikationen bei Sport mit Diabetes (!)	

Therapie-Tag 10

Stundenthema

Testungen, Abschlussspiele und Übergang in die Rehabilitationssportgruppen

Ziele der Stunde

◿ Verbesserung der Gruppendynamik
◿ Verbesserung der Koordination
◿ Informationsweitergabe zum Übergang in den Rehabilitationssport

Zeit	Ziele	Inhalte
	30 Minuten vor der Stunde: Assessments	SF-36, EORTC-(BR), 2000m-Walktest
0–5 min	**Begrüßung** • Befindlichkeitsfeststellung • Die letzte Stunde (Reflexion) • Klärung des Stundenthemas • Blutzuckerfeststellung mit Berücksichtigung der letzten Zuckerwerte (ggf. Kohlenhydratanpassung) • Übergang in die Rehabilitationssportgruppe bzw. in den Gesundheitssport (z.B.: DAK-Kurse) • Aufklärung (§ 44 SGB IX)	• Gespräche im Kreis • Stundeninhalte • Gemeinsames Blutzuckermessen • Broschüren, Flyer verteilen (Adressen)
5–20 min	**Aufwärmen** • Aktivierung des Herz-Kreislauf-Systems • Förderung der Ausdauerleistungsfähigkeit • Verletzungsprophylaxe	• „Haltet die Seite frei": zwei Mannschaften gegenüber, Bälle werden von einer Seite auf die andere geworfen. Nach einer Minute Abpfiff: Wer die meisten Bälle auf der eigenen Seite hat, hat verloren
20–50 min	**Förderung gruppendynamischer Prozesse** • Verbesserung der Koordination • Psychosoziales Empfinden (Freude)	• Bewegungsspiele mit Bällen: Ball über die Schnur; Zeitlupenball • Modifiziertes Hallenhockey (mit Reifen) zum Aufwärmen mit speziellen Regeln (nicht Laufen, nur Gehen …)
50–60 min	**Entspannung** • Entspannung • Verbesserung des Körpergefühls • Senkung des Aktivitätsniveaus	• Waschanlage: Bildung einer Menschen-Gasse; ein Teilnehmer geht oder krabbelt durch; die anderen klopfen, streichen, wischen ihn
	Übergang in die Rehabilitationssportgruppe • Aufklärung (§ 44 SGB IX) Adressen der Rehabilitationssportgruppen (Kontakte)	• Abschlussgespräch • Broschüren, Flyer verteilen • Zum Ende der Stunde: Blutzuckermessung
Anmerkungen	Besondere Hinweise und Empfehlungen für Bewegungs-, Sport- und Alltagssituationen, einschließlich Kontraindikationen bei Sport mit Diabetes (!)	

10.2 Welche Effekte zeigt das Programm?

G. Huber

Körperliche Aktivität hat komplexe Auswirkungen auf die Diabeteserkrankung, wird aber in den vorliegenden Studien meist als eine Art Blackbox betrachtet, bei der die Intervention nicht näher beschrieben wird. Es ist davon auszugehen, dass künftig Bewegungsprogramme bei multimodalen Behandlungskonzepten, wie es die DMP darstellen, eine zunehmende Bedeutung haben werden. Deshalb wurde das vorgestellte Programm hinsichtlich der Effektivität überprüft. Dabei wurden folgende Fragestellungen bearbeitet:

1. Welche Effekte werden durch die Intervention hinsichtlich folgender Parameter/Endpunkte erreicht?
   - Lebensqualität und subjektive Gesundheitswahrnehmung
   - Veränderung der Ausdauerleistungsfähigkeit?
   - Veränderung des BMI?
   - Art und Umfang der körperlichen Aktivität?
2. Welche Beziehungen bestehen zwischen diesen Parametern?
3. Wie verändern sich diese Parameter im Längsschnitt?

Die Untersuchung wurde als multizentrische Kohortenstudie an 16 Standorten in ganz Deutschland durchgeführt. Die Testungen erfolgten an den jeweiligen Standorten zu den Zeitpunkten:

◢ T1 Beginn der Intervention (zwischen Termin 1 und 2 laut Programmbeschreibung) und

◢ T2 Ende der Intervention (am Termin 13 laut Programmbeschreibung)

Im Mittelpunkt der Testungen standen die Erfassung der Ausdauer mithilfe des 2-km-Walktests [vgl. UKK 1987] und die Überprüfung der gesundheitsbezogenen Lebensqualität mit dem spezifischen Fragebogen SF-36 [vgl. Bullinger, Kirchberger 1998].

Ergebnisse und Diskussion der Befunde

Die folgenden Ausführungen konzentrieren sich auf die Darstellung der Ergebnisse in Bezug auf die Lebensqualität und die Ausdauer. Insgesamt wurden Daten von 248 Teilnehmer(inne)n erfasst. Das Durchschnittsalter war für diese Indikation typisch und lag bei 65 Jahren (SD = 6,5), der Frauenanteil betrug 52%. Die erste Diagnosestellung lag durchschnittlich acht Jahre zurück. Nahezu alle Teilnehmer(innen) (86%) nahmen regelmäßig diabetesspezifische Medikamente, nur jede(r) vierte Teilnehmer(in) (24,6%) war insulinpflichtig. Der Langzeitblutzuckerwert HbA_{1c} lag knapp unter dem Grenzwert von 7%.

Lagen diese Daten im erwarteten Bereich, so zeigten die Teilnehmerinnen bei der ersten Testung eine extrem unterdurchschnittliche Ausdauerleistungsfähigkeit. Im Durchschnitt lag der gemessene Walktestindex bei 36 (SD = 17,2). Der alters- und geschlechtsspezifische Normwert liegt bei 100! Kein Teilnehmer lag bei der ersten Testung in der Kategorie gut oder sehr gut, nahezu 80% waren in der schlechtesten Leistungskategorie sehr schlecht.

Am Ende des Programms verbesserte sich der Walktestindex sehr signifikant auf 51. Dies ist zwar eine beachtliche Steigerung um mehr als 40%, aber damit zeigten die Teilnehmer nur die Hälfte des zu erwartenden Wertes. Die Entwicklung des Wertes über die zwei Messzeitpunkte und den Normwert zeigt die Abbildung 10.1.

Zum Zeitpunkt t1 vor Beginn der Intervention zeigten die Teilnehmer(innen) vor allem Einschränkungen in der körperlichen Rollenfunktion. Diese steht für die subjektiven körperlichen Einschränkungen im Alltag. Ansonsten zeigten sich wenige Abwei-

Abb. 10.1: Walktestindex über die zwei Messzeitpunkte und Normwert N = (152) p = ,000

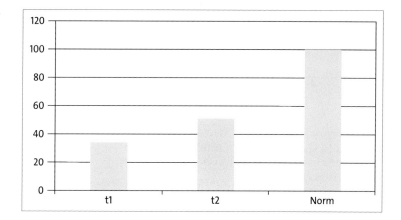

Abb. 10.2: SF-36-Werte (N = 242) im Vergleich zur dt. Normstichprobe (60 Jahre)
Erläuterung: KÖFU = körperliche Funktionsfähigkeit, KÖRO = körperliche Rollenfunktion, SCHM = Schmerzwahrnehmung, ALGES = Allgemeine Gesundheitswahrnehmung, SOZU = soziale Zufriedenheit, VITA = Vitalität, EMRO = Emotionale Rollenfunktion, PSYCH = psychische Befindlichkeit. Der Wert „100" bedeutet maximale Gesundheit.

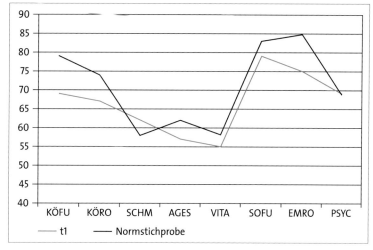

Abb. 10.3: SF-36-Werte über die zwei Messzeitpunkte, N = 159

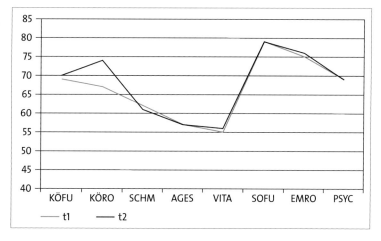

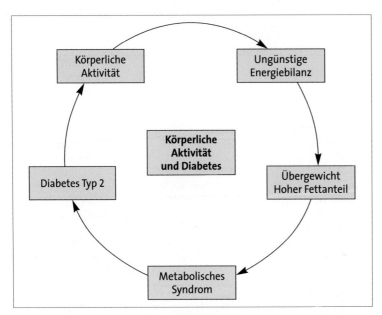

Abb. 10.4: Modellannahme zu den Entstehungsmechanismen

chungen zu den altersspezifischen Normwerten (s. Abb. 10.2).

Nach der Intervention zeigte sich eine signifikante Verbesserung der körperlichen Rollenfunktion (s. Abb. 10.3).

Das Programm zeigte zwar keine signifikante Veränderung des Body-Mass-Index oder des Körpergewichts, aber der Umfang der körperlichen Aktivitäten wurde beträchtlich gesteigert.

Weitere Auswertungen werden zurzeit noch durchgeführt. Dabei interessieren uns insbesondere die Zusammenhänge zwischen den motorischen, den emotionalen und psychosozialen Bereichen.

Die Ergebnisse unterstreichen eindrucksvoll die Dekonditionierung der Diabetespatienten. Diabetes ist zu allererst eine Bewegungsmangelkrankheit. Körperliche Inaktivität führt zu Übergewicht, zu metabolischen Problemen und zum Diabetes. Diese Prozesse beeinflussen und beschleunigen sich gegenseitig und machen es immer schwieriger, den Umfang an körperlicher Aktivität zu erhöhen (s. Abb. 10.4).

Literaturverzeichnis

Adams J, White M, Are activity promotion interventions based on the transtheoretical model effective? A critical review. Br J Sports Med (England) (2003) 37, 2, 106–114

Adams KF et al., Overweight, Obesity, and Mortality in a Large Prospective Cohort of Persons 50 to 71 Years. Old N Engl J Med (2006) Published at www.nejm.org August 2006 (10.1056/NEJMoa055643)

Ainsworth BE et al., Compendium of physical activities: an update of activity codes and MET intensities. Med Sci Sports Exerc 2000 Sep;32(9 Suppl), 498–504

Ajzen I (1985) From intentions to actions: A theory of planned behavior. In: Kuhl J, Beckmann J (eds) Action control: from cognition to behavior, 11–39. Springer, Heidelberg

Ajzen I, Fishbein M (1980) Understanding Attitudes and Predicting Social Behavior. Prentice Hall, Englewood Cliffs, N.J.

Ajzen I, Fishbein M, Attitude – behavior relations: a theoretical analysis and review of empirical research. Psychological Bulletin (1977) 84, 888–918

American College of Sports Medicine (1995) ACSM Guidelines for testing and prescription. Williams & Wilkins, Baltimore

Andersen S, Keller C, Examination of the transtheoretical model in current smokers. West J Nurs Res (United States) (2002) 24, 3, 282–294

Antonovsky A (1974) Health, Stress and Coping. San Francisco: Jossey Bass

Astroth DB et al., The transtheoretical model: an approach to behavioral change. J Dent Hyg (United States) (2002) 76, 4, 286–95

Atkinson JW (1964) An introduction to motivation. Van Nostrand, New York (dt. 1975: Einführung in die Motivationsforschung. Klett, Stuttgart)

Atreja A, Bellam N, Levy SR, Strategies to Enhance Patient Adherence: Making It Simple. MedGenMed (2005) 7, 1, 16

Autenrieth C et al., Association between Different Domains of Physical Activity and Markers of Inflammation: Results from the MONICA Augsburg Survey 1989/1990. Medicine & Science in Sports & Exercise (2009) 41, 9, 1706–1713

Badura B (1981) Sozialpolitik und Selbsthilfe aus traditioneller und sozialepidemiologischer Sicht. In: Badura B, Ferber C von (Hrsg.), Selbsthilfe und Selbstorganisation. Die Bedeutung nichtprofessioneller Sozialsysteme für Krankheitsbewältigung, 156. Oldenbourg, München

Bak P et al., Zertifizierungs- und Akkreditierungssysteme als Instrument des Qualitätsmanagements in der Rehabilitation – Teil 1 Identifizierung der meist verbreiteten Systeme. Phys Rehab Kur Med (2004) 14, 243–248

Bandura A (1986) Social foundations of thought and action. Prentice Hall, Englewood Cliffs, N.J.

Bennett PH, Burch TA, Miller M, Diabetes mellitus in American (Pima) Indians. Lancet (1971) 2, 125–128

Berger M, Jorgens V, Flatten G (1996), Health Care for Persons with Non-Insulin-dependent Diabetes Mellitus: The German Experience. Ann Intern Med (1996) 153–155

Bobzien M, Stark W, Straus F (1996) Qualitätsmanagement. Alling, Sandmann

Bretzel RG, Schatz H (2006) Analoginsuline. In: Schatz H (Hrsg.), Diabetologie kompakt, 173–184. Thieme, Stuttgart

Bublitz TH et al. (2006) Entwicklungsfelder und Perspektiven der MBO-Rehabilitation. In: Müller-Fahrnow W, Hansmeier T, Karoff M (Hrsg.), Wissenschaftliche Grundlagen der medizinisch-beruflich orientierten Rehabilitation, 585 ff. Pabst Science Publishers, Lengerich

Bullinger M, Kirchberger I (1998) SF-36 Fragebogen zum Gesundheitszustand – Handanweisung. Hogrefe, Göttingen

Calfas KJ et al., A controlled trial of physician counseling to promote the adoption of physical activity. Prev Med (1996) 25, 225–233

Camethon MR, Craft LL, Autonomic Regulation of the Association between Exercise and Diabetes. Exercise and sport sciences reviews. Quarterly publication of the American College of Sports Medicine (2008) 36, 1, 12–18

Carnethon MR, Lynette L, Craft Autonomic Regulation of the Association Between Exercise and Diabetes. Exerc Sport Sci Rev. 2008; 36 (1): 12–18

Caspersen CJ, Powell KE, Christenson GM, Physical activity, exercise, and physical fitness: Definitions and distinctions for health-related research. Public Health Reports (1985) 100, 126–131

Castaneda C et al., A randomized controlled trial of resistance exercise training to improve glycemic control in older adults with type 2 diabetes. Diabetes Care (2002) 25, 2335–2341

Castaneda C et al., Skeletal muscle hypertrophy in poorly controlled Hispanic older adults with type 2 diabetes in response to progressive resistance exercise training, FASEB J (2002) 24, A24

CBO (1998) Centraal Begeleidingsorgaan: National Organization for Quality Assurance in Hospitals; WHO Collaborating Centre for Quality Assurance In Health Care. http://www.cbo.nl

Chaturvedi N et al., Socioeconomic gradient in morbidity and mortality in people with diabetes: cohort study findings from the Whitehall study and the WHO multinational study of vascular disease in diabetes. BMJ (1998) 316, 100–105

Conigrave KM et al., A Prospective Study of Drinking Patterns in Relation to Risk of Type 2 Diabetes Among Men, Diabetes (2001) 50, 2390–2395

Cooper Z, Fairburn C, Hawker D (2008) Kognitive Verhaltenstherapie bei Adipositas. Schattauer, Stuttgart

Cstandea-Sceppa C, Diabetes control with physical activity and exercise. Nutrition in clinical care (2003) 6, 89–96

Dam RM van, Feskens EJM, Coffee consumption and risk of type 2 diabetes. Lancet (2002) 360, 1477–1478

DeFronzo RA, Lilly lecture 1987. The triumvirate: beta-cell, muscle, liver. A collusion responsible for NIDDM. Diabetes (1988) 37, 667–687

Deppe HU, Friedrich H, Müller R (Hrsg.) (1995) Qualität und Qualifikation im Gesundheitswesen. Campus, Frankfurt am Main, New York

Deutsche Diabetes-Union: Gesundheitsbericht Diabetes 2007

Deutsches Institut für Normung (1990) DIN ISO 9000: Qualitätsmanagement und Qualitätssicherungsnormen – Leitfaden zu Auswahl und Anwendung. Beuth, Berlin

Di Loreto C et al., Make Your Diabetic Patients Walk. Diabetes Care June (2005) 28, 1295–1302, doi:10.2337/diacare.28.6.1295

Dishman RK et al., Physical Activity Epidemiology (2004) Champaign: Human Kinetics, 198–200

Donabedian A, The role of outcomes in quality assessment and assurance. Qual Rev Bull (1992) 18, 11, 356–360

Dunn AL et al., Comparison of lifestyle and structured interventions to increase physical activity and cardiorespiratory fitness: a randomized trial. JAMA (1999) 281, 327–334

Dunstan DW et al., The rising prevalence of diabetes and impaired glucose tolerance: The Australian Diabetes, Obesity and Lifestyle Study. Diabetes Care (2002) 25, 829–834

Dunstan DW et al., High-intensity resistance training improves glycemic control in older patients with type 2 diabetes. Diabetes Care (2002) 10, 1729–1736

Dunstan DW et al., Physical activity and television viewing in relation to risk of undiagnosed abnormal glucose metabolism in adults. Diabetes Care (2004) 11, 2603–2609

EASD (2004) European Association for the Study of Diabetese (http://www.easd.org/)

Egner U et al., Das bundesweite Reha-Qualitätssicherungsprogramm der gesetzlichen Rentenversicherung. Z ärztl Fortbild Qualsich (ZaeFQ) (2002) 96, 4–10

Erlichman J, Kerbey AL, James WP, Physical activity and its impact on health outcomes. Paper 2: Prevention of unhealthy weight gain and obesity by physical activity: an analysis of the evidence. Obes Rev (England) (2002) 3, 4, 273–287

Evans WJ (2002) Exercise and aging. In: Ruderman N et al. (Eds), Handbook of Exercise in Diabetes, 567–585. American Diabetes Association

Evidenzbasierte Leitlinie der Deutschen Diabetes-Gesellschaft. http://www.uni-duesseldorf.de/AWMF/ll/057-022.pdf

Friedag H, Schmidt W (2004) My Balanced Scorecard. Haufe, Freiburg

Goldstein M, Pinto B, Marcus B, Physician-based physical activity counseling for middle-aged and older adults: a randomized trial. Ann Behav Med (1999) 21, 40–47

Greenhalgh T (2000) Einführung in die Evidence Based Medicine. Hans Huber, Bern

Grigoleit H, Schliehe F, Wenig M (1998) Handbuch Rehabilitation und Vorsorge: Rechtsgrundlagen, Definitionen, Inhalt und Konzepte, Modelle, Verfahren, Vereinbarungen. Asgard, St Augustin

Halle M et al. (2008) Körperliche Aktivität und Diabetes mellitus

Hamman RF, Genetic and environmental determinants of non-insulin-dependent diabetes mellitus (NIDDM). Diabetes Metab (1992) Rev 8, 287–338

Hauner H, Epidemiologie und Kostenaspekte des Diabetes in Deutschland. Dtsch Med Wochenschr (2005) 130, Suppl 2, S64–S65.

Hauner H, Köster I, von Ferber L, Prävalenz des Diabetes mellitus in Deutschland 1998–2001. Dtsch Med Wochenschr (2003) 12, 2632–2637

Hauner H, von Ferber L, Köster I, Schätzung der Diabeteshäufigkeit in der Bundesrepublik Deutschland anhand von Krankenkassendaten. Dtsch Med Wochenschr (1992) 17, 645–650

Haynes RB et al., Interventions for helping patients to follow prescriptions for medications. Cochrane Database Syst Rev. (2002) 2, CD000011

Heilmeyer P et al., Ernährungstherapie bei Diabetes mellitus Typ 2 mit kohlenhydratreduzierter Kost (LOGI-Methode). Internistische Praxis (2006) 46, 181–191

Heller G, Günster C, Schellschmidt H, Wie häufig sind Diabetes-bedingte Amputationen unterer Extremitäten in Deutschland? Eine Analyse auf Basis von Routinedaten. Dtsch Med Wochenschr (2004) 129, 9, 429–433

Heller G, Günster C, Swart E, Über die Häufigkeit von Amputationen unterer Extremitäten in Deutschland. Dtsch Med Wochenschr (2005) 130, 28–29, 1689–1690

Helmrich SP et al., Physical activity and reduced occurrence of non-insulin-dependent diabetes mellitus. N Engl J Med (1991) 325, 147–152

Hespel P et al., Important role of insulin and flow in stimulating glucose uptake in contracting skeletal muscle. Diabetes (1995) 44 210–215

http://www.focus.de/gesundheit/ernaehrung/tests/kalorienrechner

http://www.who.int/diabetesactiononline/diabetes/en/

Hu G et al., Occupational, commuting, and leisure-time physical activity in relation to total and cardiovascular mortality among Finnish subjects with type 2 diabetes. Circulation (2004) 110, 6, 666–673

Huber G (2003) Evaluation und Qualitätsmanagement in der bewegungsbezogenen Rehabilitation In: Pfeifer K, Banzer W (Hrsg.) Sportmedizinische Funktionsdiagnostik des Bewegungssystems, 262–275. Springer, Berlin, Heidelberg, New York

Huber G, Baldus A, Qualitätssicherung in Bewegungsprogrammen. Gesundheitssport und Sporttherapie (1997) 13, 1, 4–9

Huber G, Baldus A, Qualitätsmanagement in der Bewegungstherapie. Gesundheitssport und Sporttherapie (2000) 16, 2–12

Huber G, Baldus A, Leitlinienorientiertes Qualitätsmanagement in der Rehabilitation. Gesundheitssport und Sporttherapie (2002) 18

Huber G, Baldus A, Pfeifer K (2004) Qualitätsmanagement und Evaluation. In: Schüle K, Huber G, Grundlagen der Sporttherapie, 135–147. Elsevier, München

Huber G, (1999) Evaluation von Bewegungsprogrammen. SC Verlag, Waldenburg

Huber G (2009) Das Deltaprinzip. Deutscher Ärzte-Verlag, Köln

Huber G, Pfeifer K (2004) Evidenzbasierung der Sporttherapie. In Schüle K, Huber G (Hrsg.), Grundlagen der Sporttherapie 2, 158–168). Elsevier, München

International Diabetes Federation (2003) Diabetes Atlas. http://www.idf.org/e-atlas

Jäckel W, Farin E, Qualitätssicherung in der Rehabilitation: Wo stehen wir heute? Rehabilitation (2004) 43, 257–259

Jacobsen E (2002) Entspannung als Therapie. Progressive Relaxation in Theorie und Praxis. Klett-Cotta, Stuttgart

Jakicic JM et al., Prescribing exercise in multiple short bouts versus one continuous bout: effects on adherence, cardiorespiratory fitness, and weight loss in overweight women. Int J Obes (1995) 19, 893–901

Jarz EM (1997) Entwicklung multimedialer Systeme. Planung von Lern- und Masseninformationssystemen, 361. Gabler, Deutscher Universitäts-Verlag, Wiesbaden

Jenkins DJ et al., Glycemic index of foods: a physiological basis for carbohydrate exchange. Am J Clin Nutr (1981) 34, 362–366

Jonker JT et al., Physical activity and life expectancy with and without diabetes: life table analysis of the Framingham Heart Study. Diabetes Care (2006) 29, 1, 38–43

Kabat-Zinn J (2006) Zur Besinnung kommen. Die Weisheit der Sinne und der Sinn der Achtsamkeit in einer aus den Fugen geratenen Welt. Arbor, Freiamt

Keller S (Hrsg.) (1999) Motivation zur Verhaltensänderung. Das Transtheoretische Modell in Forschung und Praxis. Lambertus, Freiburg

Kemmer FW et al., Diabetes, Sport und Bewegung. Diabetologie (2008) 3, Suppl 2, S191–S194

Kennedy JW et al., Acute exercise induces GLUT4 translocation in skeletal muscle of normal human subjects and subjects with type 2 diabetes. Diabetes (1999) 48, 1192–1197

King AC et al., Group- vs. home-based exercise training in healthy older men and women: a community-based clinical trial. JAMA (1991) 266, 1535–1542

King H, Aubert RE, Herman WH, Global burden of diabetes, 1995–2025: prevalence, numerical estimates, and projections. Diabetes Care (1998) 21, 1414–1431

Kirwan JP et al., Effects of 7 days of exercise training on insulin sensitivity and responsiveness in type 2 diabetes mellitus. Am J Physiol Endocrinol Metab (2009) 297, E151–E156, doi:10.1152/ajpendo.00210.2009

Knowler, WC et al., Reduction in the incidence of type 2 diabetes with lifestyle intervention or metformin. The New England Journal of Medicine (2002) 346, 6, 393–403

Köster I, von Ferber L, Hauner H (2007) Die Kosten des Diabetes mellitus – Ergebnisse der KoDiM-Studie München PMV 2005. http://www.schulemachtzukunft2007-061.de/media/c_ergebnis_kodim.pdf

Krishnan S, Rosenberg L, Palmer JR, Physical Activity and Television Watching in Relation to Risk of Type 2 Diabetes: The Black Women's Health Study. American Journal of Epidemiology Advance Access (2008) DOI 10.1093/aje/kwn344

Kriska AM et al., Physical activity, obesity, and the incidence of type 2 diabetes in a high-risk population. Am J Epidemiol (United States) (2003) 158, 7, 669–675

Laaksonen DE et al., Physical activity in the prevention of type 2 diabetes: the Finnish Diabetes Prevention Study. Diabetes (2005) 54, 158–165

LaMonte MJ, Blair SN, Timothy SC, Physical activity and diabetes prevention. J Appl Physiol (2005) 99, 1205–1213

Langer EJ (1990) Mindfulness. Addison Wesley

Larsen JJ et al., The effect of moderate exercise on postprandial glucose homeostasis in NIDDM patients. Diabetologia (1997) 40, 447–453

Lukaski HC, Methods for the assessment of human body composition: Traditional and new. Am J Clin Nutr (1987) 46, 537–556

Lund S et al., Contraction stimulates translocation of glucose transporter GLUT4 in skeletal muscle through a mechanism distinct from that of insulin. Proc Natl Acad Sci USA (1995) 92 5817–5821

Maki KC et al., Effects of a reduced-glycemic-load diet on body weight, body composition, and cardiovascular disease risk markers in overweight and obese adults. Am J Clinical Nutrition (2007) 85, 3, 724–734

Mann J et al., On behalf of the DNSG of the EASD. Evidence-based nutritional approaches to the treatment and prevention of diabetes mellitus. Nutr Metab Cardiovasc Dis (2004) 14, 373–394

Manson JE et al., Physical activity and incidence of non-insulin-dependent diabetes mellitus in women. Lancet (1991) 338, 774–778

Marcus BH et al., Physical activity interventions using mass media, print media, and information technology. Am J Prev Med (1998) 15, 362–378

Mielck A, Reitmeir P, Rathmann W, Soziale Unterschiede in der Schulung von Typ 2-Diabetikern: Auswertung der KORA A-Studie. Diab Stoffw (2001) 10, Suppl 1, 107–108

Montoye, HJ et al. (1996) Measuring physical activity and energy expenditure. In: Champaign IL, Human Kinetics

Morris JM, Hardman AE, Walking to health. Sports Med (1997) 23, 306–332

Müller-Fahrnow W, Hansmeier T, Karoff M (Hrsg.) (2006) Wissenschaftliche Grundlagen der medizinisch-beruflich orientierten Rehabilitation. Pabst Science Publishers, Lengerich

Müller-Fahrnow W, Radoschewski M (2006) Theoretische Grundlagen der MBO-Rehabilitation. In: Müller-Fahrnow W, Hansmeier T, Karoff M (Hrsg.), Wissenschaftliche Grundlagen der medizinisch-beruflich orientierten Rehabilitation, 36 ff. Pabst Science Publishers, Lengerich

Nader G, Nader KA, Intracellular signaling specificity in skeletal muscle in response to different modes of exercise. J Appl Physiol (2001) 90, 1936–1942

Nelson ME et al., Effects of high-intensity strength training on multiple risk factors for osteoporotic fractures: a randomized controlled trial. JAMA (1994) 272, 1909–1914

Osthus H et al., Balanced Scorecard im Reha-Qualitätsmanagement – ein Kennzahlen-System. Orthopädische Praxis (2003) 39, 5

Pan XR et al., Effects of diet and exercise in preventing NIDDM in people with impaired glucose tolerance. The Da Qing IGT and Diabetes Study. Diabetes Care (1997) 20, 537–544

Passa P, Diabetes trends in Europe. Diab Metab Res (2002) 18, S3–S8

Pedersen BK, Saltin B (2006) Evidence for prescribing exercise as therapy in chronic disease. Scand J Med Sci Sports Feb; 16 Suppl 1: 3–63

Pereira MA et al., Occupational Status and Cardiovascular Disease Risk Factors in the Rapidly Developing, High-risk Population of Mauritius. Am. J. Epidemiol (1998) 148: 148–159

Pereira RF, Franz MJ, Prevention and Treatment of Cardiovascular Disease in People with Diabetes Through Lifestyle Modification: Current Evidence-Based Recommendations. Diabetes Spectr (2008) 21, 189–193

Perleth M (2003) Evidenzbasierte Entscheidungsunterstützung im Gesundheitswesen. WikU, Berlin

Perri MG et al., Effects of group-versus home-based exercise in the treatment of obesity. J Consult Clin Psychol (1997) 65, 278–285

Petermann F, Vaitl D (Hrsg.) (1994) Handbuch der Entspannungsverfahren. Bd. 2 Anwendungen. Psychologische Verlags Union, Weinheim

Pfeifer K (2007) Rückengesundheit. Deutscher Ärzte-Verlag, Köln

Pfohl M (2006) Patientenschulung – eine wesentliche Grundlage der Diabetestherapie. In: Schatz H (Hrsg.), Diabetologie kompakt, 32–37. Thieme, Stuttgart

Probst G, Raub S, Romhardt K (1999) Wissen managen: Wie Unternehmen ihre wertvollste Ressource optimal nutzen, 3. Aufl. FAZ, Frankfurt/Main

Prochaska JO, Velicer WF, The Transtheoretical Model of health behavior change. American Journal of Health Promotion, (1997) 12, 38–48

Prochaska JO et al., Standardized, individualized, interactive and personalized self-help programs for smoking cessation. Health Psychology (1993) 12, 399–405

Prochaska JO et al., Stages of change and decisional balance for 12 problem behaviors. Health Psychology (1994) 13, 39–46

Prochaska JO, DiClemente CC, Norcross JC, In search of how people change: Applications to addictive behavior. American Psychologist (1992) 47, 1102–1114

Radoschewski MW, Müller-Fahrnow W, Hansmeier T (2006) Entwicklungs- und Foschungsbedarf aus rehabilitationswissenschaftlicher Sicht. In: Müller-Fahrnow W, Hansmeier T, Karoff M (Hrsg.), Wissenschaftliche Grundlagen der medizinisch-beruflich orientierten Rehabilitation, 591 ff. Pabst Science Publishers. Lengerich

Rathmann W et al., High prevalence of undiag-nosed diabetes mellitus in Southern Germany: target populations for efficient screening. The KORA survey 2000. Diabetologia (2003) 46, 2, 182–189

Rauscher R (2004) Kommunikation und Gesprächsführung. In: Schüle K, Huber G, Grundlagen der Sporttherapie, 225–232. Elsevier, Urban & Fischer, München

Ravussin E et al., Effects of a traditional lifestyle on obesity in Pima Indians. Diabetes care (1994) 17, 9, 1067–1074

Reerink E, Arcadia revisited: quality assurance in hospitals in The Netherlands. Br Med J (1991) 302, 1443–1445

Restorff W von et al., Bestimmung des Ernährungszustandes mit der Impedanzmethode. Wehrmed Mschr (1995) 39, 6–15

Rheinberg F (2004) Intrinsische Motivation und Flow-Erleben. In: Heckhausen J, Heckhausen H (Eds) Motivation und Handeln, 3. Aufl. Springer, Berlin

Richter EA (1996) Glucose utilization. In: Rowell LB, Shepherd JT (Eds), Handbook of Physiology, 912–951. Oxford University Press, New York

Roberts SB, High-glycemic index foods, hunger, and obesity: is there a connection? Nutr Rev (2000) 58, 6, 163–169

Roche AF, Some aspects of the criterion methods for the measurement of body composition. Hum Biol (1987) 59, 209–220

Ruiz JR et al., Association between muscular strength and mortality in men: prospective cohort study. BMJ (2008) 337, a439, doi: 10.1136/bmj.a439

Sackett DL et al., Evidence-based medicine: What it is and what it isn't. Editorial from the British Medical Journal on 13th January 1996. BMJ (1996) 312, 71–72

Salim Y et al., The Heart Out Prevention Evaluation Study Investigators: Effects of an angiotensin-converting-enzyme inhibitor, Ramipril, on cardiovascular events in high-risk patients, New England Journal of Medicine (2000) 342, 3, 145–153

Schatz H (2006) Diabetologie kompakt. Thieme, Stuttgart

Schmacke N, Evidenzbasierte Medizin: Fundament zur Vereinbarung individueller Therapieziele. GGW (2002), 4, 16–25

Schüle K, Huber G (2004) Grundlagen der Sporttherapie, 2. Aufl. Elsevier, Urban & Fischer, München

Schwarzer R (1994) Psychologie des Gesundheitsverhaltens. Hogrefe, Göttingen

Sigal RJ et al., Glucoregulation during and after intense exercise: effects of alpha-adrenergic blockade. Metabolism (2000) 49, 386–394

Sigal RJ et al., Physical activity/exercise and type 2 diabetes. Diabetes Care (2004) 27, 2518–2539

Simkin-Silverman LR et al., Maintenance of cardiovascular risk factor changes among middle-aged women in a lifestyle intervention trial. Womens Health Res Gend Behav Policy (1998) 4, 255–271

Spencer L, Pagell F, Adams T, Applying the transtheoretical model to cancer screening behavior. Am J Health Behav (United States) (2005) 29, 1, 36–56

Spitzer DR, Motivation: The Neglected Factor in Instructional Design. Educational Technology (1996) 5–6, Zitat: 45–49

Sullivan PW et al., Obesity, Inactivity, and the Prevalence of Diabetes and Diabetes-Related Cardiovascular Comorbidities in the U.S., 2000–2002 Diabetes Care July 2005 28: 1599–1603 (DOI:10.2337/diacare.28.7.1599)

Telford RD, Low Physical activity and Obesity: Causes of Chronic Disease or Simply Predictors? Medicine and Science in Exercise and Sport Vol (2007) 39, 8, 1233–1240

Thefeld W, Prävalenz des Diabetes mellitus in der erwachsenen Bevölkerung Deutschlands. Gesundheitswesen (1999) 61, Sonderheft 2, S85–S89

Toeller M, Evidenz-basierte Ernährungsempfehlungen zur Behandlung und Prävention des Diabetes mellitus. Diabetes und Stoffwechsel. (2005) 14, 75–94

Tuomilehto J et al., Finnish Diabetes Prevention Study Group: Prevention of Type 2 Diabetes Mellitus by Changes in Lifestyle among Subjects with Impaired Glucose Tolerance. N Engl J Med (2001) 344, 18, 1343–1350

UKK (Urho Kekkonen Institute for Health Promotion Research) (1987) Walktest. Tampere Finnland

Vatten LJ et al., Adiposity and physical activity as predictors of cardiovascular mortality. Eur J Cardiovasc Prev Rehabil (England) (2006) 13, 6, 9–15

Weinstein AR et al., Relationship of physical activity vs body mass index with type 2 diabetes in women. JAMA (2004) 292, 1188–1194,

WHO (2003) Diet, nutrition, and the prevention of chronic diseases. WHO Technical Report Series 916. Geneva

Wild S et al., Global Prevalence of Diabetes Estimates for the year 2000 and projections for 2030. Diabetes Care (2004) 27, 5, 1047–1053

Wing RR et al., Behavioral Science Research in Diabetes: Lifestyle changes related to obesity, eating behavior, and physical activity. Diabetes Care (2001) 24, 117–123

Wittchen HU, Die „Hypertension and Diabetes Screening and Awareness"-(HYDRA)-Studie. Fortschr Med Orig (2003) 121 Suppl 1, 1

World Health Organization (WHO) (2006) Diabetes mellitus. Fact sheet N°312. (cited: 2008 Jan 16). http://www.who.int/mediacentre/factsheets/fs312/en/index.html.

www.Integrationsaemter.de (Zugriff am 28.09.2006)

www.Tbs-nrw.de (Zugriff am 12.10.2006)

Zimmermann U, Erwartung der Leistungserbringer an die Qualitätssicherung. Prävention (1993) 1, 15–17

Zimmet P, Alberti KGMM, Shaw J, Global and societal implications of the diabetes epidemic. Nature (2001) 414, 782–787

Stichwortverzeichnis

Zum Thema Übergewicht und Bewegung empfehlen wir Ihnen auch die beiden folgenden Bücher:

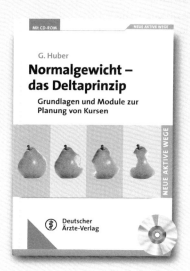
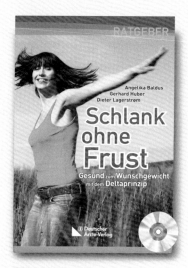

Systemvoraussetzungen für die Nutzung der CD-ROM

- Microsoft Windows ab 2000
- 256 MB RAM
- CD-ROM-Laufwerk
- Monitor-Auflösung: 1024 x 768 oder höher

Erforderliche Programme zum Anzeigen aller Inhalte der CD-ROM

- Internetzugang
- Adobe Acrobat Reader ab 7.0
- Microsoft Excel ab Version 2000